平衡针刀十八术式

主编◎于 洋

U0388345

辽宁科学技术出版社
LIAONING SCIENCE AND TECHNOLOGY PUBLISHING HOUSE

拂石医典
FU SHI MEDBOOK

图书在版编目（CIP）数据

平衡针刀十八术式 / 于洋主编 . — 沈阳 : 辽宁科学技术出版社 , 2023.5
ISBN 978-7-5591-2880-5

Ⅰ . ①平… Ⅱ . ①于… Ⅲ . ①针刀疗法 Ⅳ . ① R245.31

中国国家版本馆 CIP 数据核字（2023）第 020392 号

出版发行：辽宁科学技术出版社
　　　　　北京拂石医典图书有限公司
　　　　　地址：北京海淀区车公庄西路华通大厦 B 座 15 层
联系电话：010-57262361/024-23284376
E-mail：fushimedbook@163.com
印 刷 者：河北环京美印刷有限公司
经 销 者：各地新华书店

幅面尺寸：170mm×240mm
字　　数：209 千字　　　　　　　　　　印　　张：13.5
出版时间：2023 年 5 月第 1 版　　　　　印刷时间：2023 年 5 月第 1 次印刷

责任编辑：陈　颖　李俊卿　　　　　　　责任校对：梁晓洁
封面设计：君和传媒　　　　　　　　　　封面制作：君和传媒
版式设计：天地鹏博　　　　　　　　　　责任印制：丁　艾

如有质量问题，请速与印务部联系　　　　联系电话：010-57262361

定　　价：79.00 元

编委名单

主　编　于　洋

副主编　陈荣庄　郑勇峡　谢泽正

编　委　（以汉语拼音为序）

陈林权　陈　莹　方子杰

李文青　王华程　于笑晨

曾繁富　周文兰

主编简介

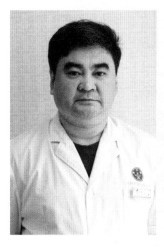

于洋　深圳申平堂中医馆创始人。毕业于天津中医药大学，曾任深圳职业病防治院中医疼痛科主任。从事临床工作近 30 年，并专注针刀临床工作 20 余年。针刀医学创始人朱汉章教授再传弟子，先后师从崔秀芳、王文德、王燮荣等前辈学习针刀。蒲氏中医第四代传人蒲志孝（蒲辅周之子）亲传弟子、蒲氏中医第五代传人。

现任广东省中医药学会针刀专业委员会副主任委员、中华中医药学会针刀专业委员会委员、中国中医药促进会针刀专业委员会副秘书长、全国非药物疗法学会副秘书长、深圳市中医药学会针刀专业委员会副主任委员、世界中医药联合会针刀专业委员会理事等职务。

参与编写《针刀治疗颈椎病》《针刀治杂病》《汉英人体骨骼肌图谱》和《结构针灸刺法经验》等书。学术成就收入《中国针刀临证精要》。擅长运用针刀和针刺等多种针法治疗各种痛症及内外妇儿科疑难杂症。

副主编简介

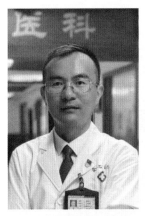

　　陈荣庄　东莞市企石医院中医康复科主任兼骨科副主任、主任医师、硕士研究生，师承国医大师韦贵康。学术任职：中华中医药学会针刀分会委员、广东省中医药学会针刀医学专业委员会常务委员等。擅长中药内服外敷治疗各种骨折、脱位；运用小针刀及正骨手法、中医药辨证治疗各种痛症及内外妇儿杂病。

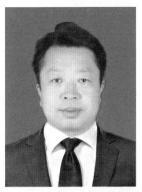

　　郑勇峡　郑州市第一按摩医院副院长、郑州市第一按摩医院脏腑推拿平衡针刀大师工作室创办人。行医 28 年，擅长以针刀为主、手法配合治疗颈椎、胸椎、腰椎及四肢关节软组织损伤类伤科疾病。

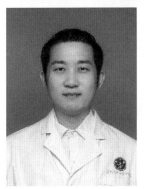

　　谢泽正　深圳申平堂中医馆医师。平衡针刀中级讲师及解剖学讲师。毕业于北京中医药大学临床系。擅长运动康复专业，解决运动损伤后遗症和职业病劳损慢性疼痛。

部分编委介绍

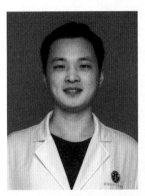

陈林权 深圳申平堂中医馆主治医师。平衡针刀中级讲师。毕业于江西中医药大学。擅长中医辨证论治,针药结合治疗内科杂病,针刀治疗各类痛症。

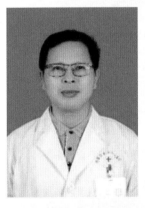

周文兰 深圳市第七人民医院沙塘布社康中医康复科主任。平衡针刀专家讲师。出身于中医世家,毕业于湖北中医药大学。山西"新九针"传承人,广东省针刀医学会委员等。擅长运用针灸、针刀、手法治疗各种痛症。

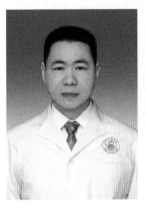

陈莹 河源市中医院推拿科副主任中医师。师承龙氏弟子范德辉教授。广州中医药大学兼职副教授、广东省针灸学会手法专业委员会委员等。主持省级课题2项,发表论文10余篇。擅长运用针刀、多种针法及龙氏治脊手法治疗各种痛症。

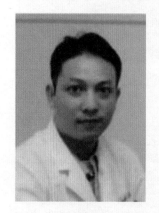

曾繁富 广州市越秀区中医医院小针刀专科主治医师。平衡针刀高级讲师。毕业于广州中医药大学。广州市医学会康复医学分会委员、广东省中医药学会针刀专业委员会会员等。擅长运用针刀、针刺、中药等手段治疗临床各种疑难杂病。

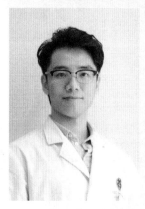

方子杰 出身于中医世家，广州中医药大学针灸推拿专业硕士研究生。擅长运用中药结合针灸治疗各种内科疾病及软组织损伤痛症。

序 一

在 2020 年春节来临之时，得知我早期针刀学习班的学生于洋正在写一本书，并嘱我写序，欣然应允。近日拿到手稿，看到书名《平衡针刀十八术式》，在欣喜之时，忽然想起两年前的事情。

两年前，我在自己的微信群组织大家讲课，于洋医生打了头阵，当时他讲的就是这个题目，不过当时是用的 PPT 模板，课后在群里引发了强烈的反响，更给了我耳目一新的感觉。

听完"平衡针刀十八术式"的内容才知道：于洋不是在追求"标新立异"，而是把自己从事针刀近 30 年的临床经验和对针刀医学理论的理解整理总结出来，他讲的内容真实且操作可重复。目前针刀界讲课、写书的很多，大多从疾病、操作去讲，而他的讲课内容是以针刀术式为主线，注重的是疾病的诊断和针刀操作的思维逻辑，这一点是比较特殊也比较重要的。我认为于洋做的这项工作对于针刀的健康发展、规范操作意义重大，遂嘱咐他一定要再深化、丰富，整理成书。

一晃将近两年过去了，看到书稿内容后，尤其是文字部分的术式解、图片和视频，我深感欣慰，确实能够感觉到他是真正耗用心血去写自己的东西。

任何事物的发展都有它的根基，本书追本溯源，比较接近朱汉章老师最初设计的针刀思路，也是当前针刀界比较贴近针刀疗法适应证的一种较为合理的思路。

我认为，在临床医学实践中创新固然需要，但是，不是所有新的就一定是对的、好的；而真实的东西（事实和"例证"）常常比所谓的新的、正确的东西更可贵，因为临床医学的真实往往是在医者和患者共同付出了艰难的探索和大量的"试错"后所得！一门医疗技术或"医学"在初创阶段大家都在盲人摸象，没有谁可以掌握绝对真理，所以讲出自己真实的东西（事实和"例证"）对于整个的学术进步是弥足珍贵的。

该书论及的脊柱部位常用术式，既有其规范的一面（选点、操作），又有其灵活的一面（组合），就像中药的方剂，在掌握了方剂的药物组成后，可以根据临床实际加加减减。同样的道理，术式既给了学习针刀者一个辩证思维的思路，又给了针刀治疗选点一个大致的方向和范围，治疗点可以根据具体个体和病情进行增减，很适合初学者学习，让初学者有规律可循的同时还保证了安全。也适合在临床上遇到治疗瓶颈的、有一定针刀临床经验的医生参考。

崔秀芳

骨科学教授，康复医学主任医师

北京崔秀芳中医药研究院创始人兼院长

中国民族医药协会特色技术工作委员会创会会长

世界中联针刀医学会 第一常务副会长

北美针刀医学会创会会长

加拿大针刀医学会首届副会长

世界中联中医药国际化品牌研究专委会首届，第二届副会长

世界中联传统医药合作委员会创会副会长兼秘书长

2022 年 6 月 6 日

序 二

肖德华秘书长推荐给我一部待出版的新书,是深圳申平堂中医馆创始人于洋医生的新作《平衡针刀十八术式》请我作序。盛情难却,便答应了下来。

未看之前,其实没什么感觉,因为现在针刀方面出的书也比较多,而且这本书的作者是一位民营医馆的医生,虽然我对民间医生并无成见,但在学术严谨性方面,总是民间医生的一个短板。但看到这个书名,又引起了我的兴趣,目前针刀届有很多论著,但是以"术式"立论的还是第一次看到,是不是真的有新东西?还是标新立异、夺人眼球?所以我还是决定仔细看看。

大致看完书的瞬间,给我的感觉是一种欣喜和盼望。针刀医学发展四十余年,作为曾经的中华中医药学会针刀医学分会的主任委员,对于针刀的发展和现状还是比较清楚的。如果说在针刀医学创始人朱汉章年代,是以理论、工具、疗效来迅速发展的话,在后朱汉章时代,是以针刀操作的多样化、精准化为主,更多的医生关注的是疗效和操作,而对针刀医学的基础研究、疾病本质的思考、以及对针刀疗效客观性的反思比较少。指导针刀操作的理论,也有走向现代微创医学的趋势。而这部书却是从指导针刀操作的理论入手,制定了适合针刀操作的治疗术式,这是目前针刀书籍中不多见的。

众所周知,朱汉章的《针刀医学原理》和宣蛰人的《宣蛰人软组织外科学》有着说不清的关系和故事,这部书恰恰是将这两部书糅合参杂,用宣蛰人的理论来指导针刀的临床操作,这虽然不一定是完全正确的,但可能却是最能反映针刀发展的一种操作模式之一。

我的欣喜也就在于此,虽未与于洋医生谋面,但也略知他的情况。既有在公立医院工作的经验,也有自营中医馆的经历;既有开大刀的临床,也有20年纯针刀治疗的坚持。在维持医馆生存的状态下,还可以对学术如此执着,确实难能可贵，书中尽管还有值得商榷之处，但总体值得业内人士学习参考。

这个术式，既可以作为临床医生针刀操作的规范之一，也可以作为针刀标准化教学的参考，这就是我说到的盼望。盼望于洋医生和其他的针刀医生，继续努力，能够把这个术式继续完善，更精准、更完美，也盼望这个术式（脊柱和骨盆）之外的术式（四肢和关节）能够尽快出台，为针刀医学的普及做出贡献。

郭长青

北京中医药大学针灸推拿学院教授

原中华中医药学会针刀专业委员会主任委员

序 三

　　我和于洋大夫认识很多年了，我们对中医的认知有很多相似之处，比如在针灸、针刀方面，我们都提倡扬今但不弃古。我想这也是这本书以"平衡"命名的原因。中医技术里以"平衡"命名的方法有很多，因此我曾建议于大夫不用这两个字，以更加突出自身的特色，但是于大夫认为"平衡"才是关键。后来读了本书的部分章节，发现本书其实是一本注重讲解实操的技术书，平衡是其思想。尽管其理论还不完善，但也是可贵的探索。因此当《平衡针刀十八术式》付印在即，于洋大夫嘱我作序时，欣然为之。

　　本书是朱汉章教授的针刀医学以及宣蛰人软组织外科学理论和方法的结合。在此基础上，于洋大夫将 20 年来自己临床常用的术式做了梳理和总结，并逐渐理出平衡操作的思路。本系列方法简化了应用，方便了后学。对于针刀的普及和提高有很大的作用。欣闻后续还有《诊断篇》《疾病论》等书写计划，也非常期待于洋医生能够以中医平衡的角度重新梳理针刀医学的诊断和对疾病的认识，丰富针刀医学理论。

　　于洋大夫是一个认真做事不浮夸，实事求是讲真话的人。因此我相信这本书一定能够展示给我们实实在在的技术，实事求是的疗效。希望读者都能从中获益。

关玲

解放军总医院中医学部针灸科主任，主任医师、博士生导师

中国中医药研究促进会非药物疗法分会会长、中国针灸学会结构针灸

专业委员会学术主委，解放军中医药学会针灸专业委员会主任委员

2022 年夏于北京

内容提要

本书是于洋医生根据自己多年的针刀临床操作，在总结经验和教训的基础上，参考软组织外科学的相关内容，整理和摸索出的一套的针刀操作术式：平衡理念指导下的脊柱与骨盆针刀操作常用十八术式（简称：平衡针刀十八术式）。

本套术式的特点是：简单清晰、标准操作、易于掌握、安全有效。

1. 简单清晰：根据解剖部位制定针刀选点。每个术式都按照"简单描述、工具选择、术前准备（包括常规准备、适应证、禁忌证）、定点（包括文字描述和图解）、解剖、消毒及无菌操作、针刀操作（包括文字描述和视频）、术式解、病例（包括文字描述和视频）"的体例进行描述。

2. 标准操作：每个术式有标准的操作入路（定点、定线、定面、定区域），既有固定部位的规范化的操作，又不失灵活的区域操作。

3. 易于掌握：有详尽的文字讲解，尤其是"术式解"是本书的重点。同时配有术式插图、实体视频讲解、尸体视频讲解等，便于掌握和理解。

4. 安全有效：不在危险及不可控区域操作；临床验证，行之有效。

本书着重对于临床操作进行描述，对于病因病理及治疗机理，仅作简单阐释，不作为本书的重点。

书中的病例，均为于洋医生和其学生亲自诊疗的临床病例，真实可靠。为突出专科特点，对于本专科以外的疾病描述、体检等未做特殊交代，即默认该患者为平衡针刀适应证而无禁忌证，不再另行赘述。

本书仅对脊柱和骨盆的针刀操作术式进行了描述，对四肢、关节等部位的针刀操作，未作描述。

本书适合针刀入门者学习参考，也可用作针刀从业人员的进一步规范操作手册，同时对推拿、针灸、运动康复、疼痛等相关学科有一定借鉴作用。

前　言

时光飞逝，虽已将近30年了，但记忆却好像很清晰。

29年前，我大学毕业。虽然在学校里学的是中医骨伤专业，后半程的学习和实习都是在当时国内最好的骨科医院之一——天津骨科医院度过，但真正上了临床，仍是一片懵懂。

去深圳市第二人民医院报到后，中医骨伤科的老主任的一句话到现在依然在耳边："干骨科，必须在西医骨科锻炼。"这对于一名刚从中医学院毕业的学生来说，无异于一盆冷水浇头，但以后在临床中慢慢体会到，老主任的这句话实在是金玉良言，骨科的基础对于目前的针刀临床实在太重要了。

在历经西医骨科、中医科、中医康复科、针灸科的工作后，我对临床上的困惑越来越多：在西医骨科看来无法通过保守治疗治愈的患者却在中医药、针灸的治疗下得以康复；在中医、针灸看来可以解决的问题，却在反反复复的治疗以后不得不接受手术治疗得以痊愈；更多的是各种保守治疗无效后，手术治疗虽有效，但远期效果却难以满意。每个学科都是以自己的理论自圆其说，但都难以得到令人满意的解释。

1999年，一次偶然的机会我参加了"小针刀培训班"的学习，也遇到了我从事针刀临床的第一位奠基师父——崔秀芳老师。经过了短期的学习后，回到单位就开展了针刀临床工作。但可以想象的是，20年以前的针刀从业环境之艰难，各种不理解使工作举步维艰，幸而我原来的老骨科主任非常认可针刀，一直支持和鼓励我。

幸运的是，我的第一位患者是我的家人。反复发作的腰痛，竟然被我一刀解决问题，到目前都没有发作；而我的第二位患者——一名足跟痛症患者，也是一次治愈。这样促使我把针刀作为了我的临床发展方向。

在以后的针刀工作中，每到困难时刻，总能遇到老师的指点，这里特别感谢王文德、王燮荣二位针刀前辈的教诲；郝长海老师的手法对我的针刀治疗亦起到了"他山之石，可以攻玉"的作用；而姬长锁老师的懒针思维对我的"平衡理念"有极大的影响。

在后来的解惑过程中，更是受到了《宣蛰人软组织外科学》一书的重大影响，而李义凯教授严谨的解剖学知识和学术精神也对我有极大的帮助作用。

本书的内容，实际上是多年的临床所得与教训和反思的结果，得益于诸位师长对我的指导，对以上各位老师的支持和帮助，在此表示衷心的感谢。

还要感谢 2007 年在北京针刀总医院的经历，当时在医院的诸多专家对我的影响至深，使我能领略当时针刀界的各种针刀操作，给予了我极大的启发。

另外值得一提的是，在解放军总医院关玲主任的结构针灸群里的交流，听到了针刀以外的声音，对我的思路亦是很大的补充。

平衡针刀，只是一种针刀操作理念，既不是创新，也不是原创，只是在朱汉章教授发明的针刀医学指导下，结合宣蛰人软组织外科理论的一种理念和思维，或者说是把宣蛰人的软组织外科学理论与朱汉章针刀医学原理和操作，运用于自己 20 多年临床工作的工作总结。

平衡针刀是一种简化的表达方式，正确的表述应该是：针刀的平衡操作思路。如果你做了 10 年以上的针刀临床，在疗效上遇到了不可逾越的瓶颈，这本书也许能帮到你。

本书力求明了，清晰表达观点，明确展示针刀术式，尽我所能展示真实的临床和疗效，但因水平有限，书中难免存在一些不足之处，敬请读者给予批评指正。

于 洋

2022 年 5 月 18 日

于深圳申平堂中医馆

目 录

第一章

概 述

"学而不思则罔，思而不学则殆"。临床中也是一样，只有空泛的理论而不实践，难免流于文艺；但常年临证而没有思考，很多疑惑慢慢积累，到最后自己都不能说服自己，遇到一定的疗效瓶颈而无法突破。

自 1999 年学习针刀后，我开始从事针刀临床至今，未曾中断，后开设中医馆，更是不能使用任何西药，慢慢过渡到纯针刀治疗。在 20 多年的针刀临症中，有速愈疑难病的惊喜，也有治疗无效的沮丧；有诊疗失误的不安，也有疗效时好时坏的困惑。后来虽然加入了其他的治疗方法，依然是如此。慢慢体会到，以上问题不是治疗方法的问题，而是理论和思路的问题。也就是：思路不改，换了工具也一样。

做针刀临床时间长了，各种临床现象加上自己的思考，很多疑惑挥之不去，比如：

1. 单纯针刀治疗到底有没有效果？

困惑的来源于：（1）是否必须配合其他疗法？（2）针刀治疗后是不是一定要做手法？

如果以上两个问题的回答是否定的，那么针刀治疗时是否可以弃用以上的辅助手段？

如果以上两个问题的回答是肯定的，那么针刀是否可以弃用？

2. 朱老师的著作中，很多针刀的操作在骨面上，我们按照这个方案操作，会发现：

（1）时而有效，时而无效，为什么？

（2）有时候不扎到骨面，同样有效，甚至更好。为什么？

（3）有时扎到骨面，出现无效甚至症状加重，为什么？

3. 有些患者的腰椎间盘突出物在左侧，而腰腿痛却在右侧。为什么？

4. 明明是单侧的症状，为什么治疗对侧有效？

5. 有些部位的针刀操作有风险，而且是不可控风险。是否一定要在该部位操作？有没有代替的方案？

诸如此类的困惑还有很多，一段时间内无法自圆其说，有时甚至对针刀的效果产生了怀疑，但这些困惑和怀疑也是我学习的动力。在经历了一例腰痛患者的诊疗后，促使我对《宣蛰人软组织外科学》一书认真反复研读，之前的很多疑惑竟能有拨云见日般的清晰。

在 2011 年 11 月 3 日，我接诊了一位 31 岁的女性患者。主诉腰臀骶部疼痛进行性加重 9 个月。

该患者在 2006 年即被诊断为"强直性脊柱炎"，平时有慢性腰痛症状，每服止痛药可以缓解。2010 年 2 月份出现左侧腰臀骶部隐隐作痛，因怀孕 3 个月未行相关检查及治疗，9 月初患者剖腹产后出现双侧腰臀骶部疼痛明显加重，左侧为甚，渐不能平卧、翻身、行走，起立，下蹲困难，跛行，疼痛剧烈时全身抽痛，影响夜间睡眠，并伴有双侧腕关节、肘关节酸痛，晨起腰骶部僵硬，活动后可缓解，患者遂转至骨科。诊断为骶髂关节炎。予西乐葆止痛，骨化三醇改善骨代谢、口服激素、抗炎止痛药物以及针灸、中药等，患者症状基本无改善。

经人介绍来我处后，综合患者的情况予以诊断为：

1. 急性筋膜炎

2. 腰椎间盘突出症待排

3. 强直性脊柱炎

遂收入院。予以针刀治疗：

按照腰椎间盘突出症及筋膜炎的针刀操作思路，予以治疗腰骶部、骶髂关节。经两次针刀治疗后完全无效。

再次按照软组织外科学查体检查：屈膝屈髋分腿试验（＋），耻骨联合上缘压痛明显，双侧耻骨上下支、坐骨支压痛明显并放射至臀部。

第三次针刀治疗（11月10日上午10点）：

1.耻骨联合上缘；2.双侧耻骨支、坐骨支压痛点。

治疗后情况：当日下午2点查房，患者主诉腰骶部疼痛明显缓解，翻身困难症状明显减轻。

随访情况：患者11月26日出院，期间又行两次针刀治疗，治疗部位为腰腹臀部痛点。出院时患者情况：腰骶部疼痛较前明显减轻，平卧、起立、下蹲较前明显好转，可自主翻身，翻身仍有少许疼痛，前屈无明显受限，晨起腰骶部无明显僵硬。患者半个月后症状已相当轻微，再次住院巩固治疗，主要对腰背部、臀部痛点进行松解治疗，后症状完全消失出院。随访至今，患者症状无反复，颈椎疼痛僵硬感也未明显发作。两次住院期间未用任何药物治疗。

最后诊断：大腿根部软组织损伤。

本例患者的康复，得益于软组织外科学的思路，尤其是关注到了大腿根部软组织损伤和压痛点分布规律检查。

通过反复研读《宣蛰人软组织外科学》，对照朱老师的《针刀医学原理》，目前我对针刀的认识是：

朱老师最初的针刀操作，更多地参考了《宣蛰人软组织外科学》的理论和实践，而朱老师发明的针刀工具，则克服了银质针操作上的一些不便，因而获得了更大范围的推广。而后来，由于更多专业的医生参与针刀临床和研究工作，使得针刀的诊疗变化更加多姿多彩。

个人体会：针刀临床必须要树立整体平衡的理念，虽然针刀对局部的处理是优势，但绝不能限于局部治疗的思维束缚。应该学习《宣蛰人软组织外科学》，再结合针刀医学的学习和使用，才能使我们单纯采用针刀操作取得更好的疗效。这也是我反复要说明的：要以平衡思维的理念操作针刀，简称为平衡针刀，并不是独创的名词，更不是某种刀法。

而本书提出的"平衡针刀十八术式"，正是基于《宣蛰人软组织外科学》和《针刀医学原理》的内容，结合自己多年的临床实践，设计出来的一套安全、简便、易于理解和记忆、操作的针刀操作术式，是多年来针刀临床的总结，在此提出来与同行交流，亦请各位前辈同行批评指正。

第一节　平衡针刀的定义

平衡针刀，只是一种思维模式，并不是一种刀法的命名，也不是特指某一种针刀操作。其完整的表达是：针刀的平衡操作思路。简化的表达即平衡针刀。

平衡针刀理念指导下的平衡针刀体系包括三大模块：平衡针刀定义、平衡针刀89组压痛点、平衡针刀十八术式。

一、定义

是指以调整人体动态平衡为宗旨，以使人体恢复或者接近恢复阴平阳秘的状态为目的，采用针刀为主要操作工具（但不限于针刀），针对人体骨骼附着点上损伤之软组织进行治疗的逻辑思维。

平衡针刀理念是对中医学、针刀医学、《宣蛰人软组织外科学》的临床阐释和实践。

二、89组压痛点

是在《宣蛰人软组织外科学》基础上，结合《针刀医学原理》和针刀临床总结的压痛点。既是临床检查和诊断的要点，也是治疗点；既可以采取针刀操作，也可以使用其他疗法和工具，只是疗效有所区别。

三、平衡针刀十八术式

是本书的主要内容。是在脊柱和骨盆部位，针对椎管外软组织损伤性疾病的针刀治疗方案，共分为十八个术式（图1-1-1）。

我们将在后面的章节详细说明。

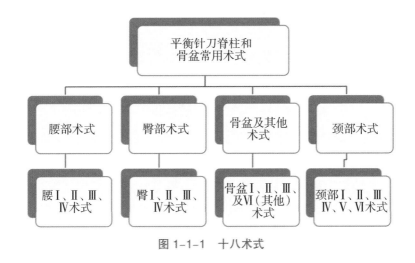

图 1-1-1 十八术式

第二节 对针刀的理解

一、对工具的理解

针刀，作为一种工具，只是一种手的延伸，是操作者在对一个疾病的治疗中，在既往的工具（包括手、药物等）不能到达其预设的部位时的替代品或者开道先锋，所以，针刀必然有它的指导思维导航，否则的话，就会成为一个盲目切割的针刀手。所以，针刀外形上对于毫针的突破并不是最重要的变化，最重要的是其背后的理论指导，而这种理论并不应该是针刀专属理论，而是一种也可用于其他治疗工具的通用理论，只是治疗效果有所不同而已。

二、对针刀疗法发展历史的认识

针刀属于九针范畴，自古有之，但其发展较快的阶段是在 20 世纪 70 年代末。这个时期有两个内外部因素，促成了针刀疗法的发展。

一是基层缺医少药，还没有实行全民医保，而基层的疼痛患者非常常见，在当时的经济、交通等条件下，前期基层患者多采取的是忍耐或口服止痛药，后期采取的是见效极快的"封闭"治疗。但由于疗法本身的局限性造成远期疗效不稳定，症状反复发作，以及基层医生对激素及其他药物使用的不规范，造成了很多不良反应和后遗症，很多患者"谈激素色变"。而传统的中药、针灸疗法，在一些顽固性疾病患者的治疗中，存在着"见效慢、易反复、耗时间"的问题，人们急需一种"见效快、花钱少、不复发"的治疗方案替代"封闭疗法"，这是针刀疗法快速发展的外部因素。

二是针刀快速发展的内部因素：我国有中西医两种诊疗思维和模式。在中医方面，我们的中医药学有着博大精深的理论体系和数量巨大的临床实践，尤其在疼痛类疾病的治疗上，我们有种类繁多的治疗方法，比如刮痧、艾灸、刺血、正骨等，这些都是其他国家无法比拟的，尤其在民间；在现代医学方面，在当时的年代，以宣蛰人为主要代表，对软组织损伤引起的慢性疼痛的研究，不止是在当时居于世界领先水平，即便是在现在，很多理念也处于前沿状态。正是在这两种模式下的撞击、渗透、融合，朱汉章奠基的针刀疗法应运而生。针刀疗法既满足了"见效快、花钱少、少复发"的基层需求，更重要的是其操作简便程度、治疗时疼痛的耐受性大大优于《宣蛰人软组织外科学》提出的"银质针"治疗工具，虽然在某些疾病的疗效上，我个人认为，单纯针刀治疗不如银质针（主要是加热的作用）治疗，但总体来说，充分体现了中医"简便验廉"的特点，而在某些疾病的治疗上又优于银质针操作（如狭窄性腱鞘炎），而被患者广泛接受并迅速普及。

三、对目前针刀医学发展的认识

针刀医学，近年来除了在临床方面越来越普及外，也越来越得到医学界其他学科的认可。由于多学科的加入和研究，使其理论越来越丰富，使用领域越来越宽，操作时增加了新的技术辅助，也不可避免地出现了很多的争议。我个人认为，各种基础学科、辅助器械是对针刀医学很好的补充，可以提高从业人员对针刀适应证的筛选、排除禁忌证、避免误诊误治及操作失误，帮助从业人员提高操作准确度。但目前的临床辅助检查手段对疾病的本质判断并无太大的帮助，如果一味地依赖辅助检查结果，反而容易造成临床诊疗上的方向错误。

精准治疗是针刀的灵魂，但这个精准是在正确诊断下的针对针刀治疗点的精准操作，并非是单指的仪器可视下的病变部位的操作，这一点不可不详察。可视下的病变部位的操作，是针刀操作的一部分内容，尤其对针刀医学的教学、科研上有很大的作用，但绝不可把思维单纯固定在可视下的操作，忽视了人体的整体平衡。

针刀疗法兴起的原因，其实就是针刀疗法最适合的发展方向，即整体观和操作上的简便性。针刀的发展亦应在针刀的基础理论研究、整体平衡指导下的正确诊断和治疗方面努力。

四、对针刀医学体系的认识

1. 既然称为医学，其理论必然是一个体系，这个体系可以指导针刀以外的治疗手段，取得近似但远期疗效不同的效果。

2. 针刀之所以区别于其他疗法，就在于其理论、诊断、治疗、康复都有其一脉相承的体系，而不是孤立、单一的技巧、手段、刀法等。针刀医学是一种方法论、逻辑思维。

3. 目前由于多学科、不同专业的介入，一方面丰富了针刀医学的内容，但另一方面，更多地沿袭了既往学科的理论依据来操作，忽略了对于针刀医学本身理论的探讨，在注重起效迅速性的目的下，有些诊断、治疗逻辑和操作过于注重局部的病变，甚至回到了"哪儿痛扎哪儿"以及传统骨科对于疼痛类疾病的治疗思路，这就背离了朱汉章对于针刀医学理论和操作的最初设计，同时也远离了针刀医学的理论之一——《宣蛰人软组织外科学理论》，这一点应该引起针刀届的重视。

4. 在操作层面上，平衡针刀治疗直指骨面，所以在安全操作的前提下，不需要分层治疗。当然对于单纯的肌筋膜疾患，可以发挥其"针"的作用，不必治疗到骨面，这个不属于平衡针刀的常规操作，可以算是一种临时应变的灵活处理。

针刀医生绝大多数是从治疗疼痛作为入口进入这一行业，而忽略了作为针具的变种——针刀，其实和针刺一样（中医的针刺治疗，并不局限于疼痛领域，对于其他内科杂病同样效果明确），可以在疼痛以外的疾病上发挥作用。平衡针刀的治疗部位是软组织在骨的附着点，从中医的五体理论来说，属于治骨范畴，而临床实践证明，针刀在治疗顽固性、陈旧性疾病上，具有比毫针更大的优势，这也是符合中医理论和实践的。

第三节　对平衡的理解

平衡是一个相对状态，并不是静止状态，是人体追求健康的状态的一个自我调整，朱老师称之为动态平衡，而人体之所以生病，并不只在于人体气血的绝对盛衰，而主要是因为动态平衡失调。我们在临床上会发现，有时候一个疼痛剧烈的患者，治疗起来效果很好、很快，反而是一个症状不重的患者，治疗起来收效甚微，反反复复。这其实就是因为，大的平衡失调容易找到调整的方向和方法，而对于一个仅需要微调的机体，反而很难把握方向和力度。这个时候，其实更需要患者的自我觉醒和有意识的调整。

平衡针刀强调"力线平衡、气血平衡、神经平衡、经络平衡"的特点；遵循"宗中医之道，循针刀之理，合诸技之术"的原则；注重"整体平衡、功能重建、杂合以治"的理念。

一、力线平衡、气血平衡、神经平衡、经络平衡

目前的生物力学是建立在传统流体力学的基础上，有些过于机械。人体外在的结构变化，绝大多数是人体的一种代偿后的自洽状态，和临床症状本身没有绝对的对等关系。所以平衡针刀理念，并不专注于对外在结构的调整，更注重对内在气血、神经、经络的平衡的调整。

针刀治疗点在骨面上，但目的并不是调整骨的结构，而是处理软组织在附着点的失衡状态，解除疼痛传导信号、解除肌痉挛、缓解肌挛缩、改善血液循环、消除无菌性炎症，如果这些问题解决了，临床症状消失，即便有结构上的偏歪、不对称，也无需过多的医疗调整。

人体的结构是应个体的功能而生，也就是功能决定结构。人体有强大的

自我调节能力，在宣蛰人的软组织外科学里，提到是通过对应补偿调节和系列补偿调节机制来调整自我平衡状态，但如果超出调节范围，结构的变化过大，也会反过来影响功能。

在疼痛类疾患的临床治疗中，我们通常非常重视神经的分布，"神经卡压综合征"也是我们经常遇到的诊断，但实际上，临症时会发现，用神经来解释临床现象往往是不够的。临床上的疼痛，除了神经传导路径，可能还有沿筋膜、骨膜的传导，甚至还有无法解释的传导路线。我们通常以传导痛而不以放射痛来描述。

经络到目前还是一个没有完全清晰的学术问题，但从临床看，可能是各种结构、气血、思想活动等产生的一种合力方向和路线图，是一个综合结果，仅把神经或者筋膜作为经络的全部可能都失之偏颇。

二、宗中医之道，循针刀之理，合诸技之术

中医不能单纯解释为中国的医学，而应该理解成"合理的医学"。中医的哲学观以及对疾病的认识层次都是相当成熟的，可以这么说，现代医学对于人体和疾病的认知，还未能超越中医的高度，现代医学其实是建立在现代科技基础上的操作，现代科技手段和操作方法、器械同样可以用于中医临床，如是理解的话，中医的范围就很广了。而作为中医领域内的针刀医学，其在中医大框架下又有自己学科的特点，有其自己的一套理法方技体系。故而，平衡针刀要在大中医理念指导下，遵循针刀医学本身的理念，不排斥现代的医学手段，更好地解决临床问题。

三、整体平衡、功能重建、杂合以治

人体生病是因为动态平衡失调，所以平衡针刀的治疗理念就是调整整体平衡，在中医理念的框架下，采取各种治疗手段，以恢复人体功能为目标（而不单纯以恢复结构为目标），达到功能重建的目的。

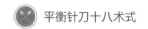

第四节　对术式的理解

平衡针刀十八术式，实际上是"平衡针刀脊柱及骨盆十八术式"的简称，是笔者在学习和运用朱汉章老师《针刀医学原理》的基础上，结合《宣蛰人软组织外科学》理论，总结了自己 20 余年针刀临床的经验与教训，整理出的一套针刀操作术式。主要阐述的是脊柱、骨盆、头枕部位的针刀操作术式，并未论及四肢和关节部位的针刀操作。从"选点、入路、操作"三方面规范了针刀的操作，对初学者掌握针刀操作，尤其是理解平衡针刀的整体操作，有一定帮助。

术式只是基础，也只是操作。最终还是要在操作者的思想指导下完成。临床上首先要掌握术式的基本操作，充分理解该术式的适应证和延展部分内容，在此基础上，既要规范，更要灵活，打好组合拳。

第五节　平衡针刀使用原则

平衡理念指导下的针刀操作，其精髓在于"逻辑思维"，就决定了其使用具有相当的灵活性，但对于初学者来说，掌握起来有一定难度。为避免思维上的混乱，我总结了使用的三大原则。

一、针刀使用原则

（一）固定术式、精选优化

术式规定了固定的选点，这个点可能是一个针刀定点就可以解决，但大部分是一条线、一个面或者一个区域，在固定的操作层面（骨膜和软组织的附着点）、以相对固定的刀法（切割、铲剥为主的松解刀法）进行操作。

以安全（不在安全性不可控的部位操作）、有效、易于掌握为原则，以患者能接受的最小痛苦和达到最佳效果为目的，是术式的基本要求。

（二）灵活使用，互相配合

固定的只是模式，其目的是规范化操作，尤其是对于针刀初学者，利大于弊。但在临床治疗中，尚须根据病情特点，精选各种术式，优化组合。

以往的针刀培训，把关节与四肢疾病的针刀治疗作为初级班，而把脊柱治疗内容作为高级班培训，但我在临床中发现，绝大多数的关节、四肢、内科杂病的针刀治疗必须建立在脊柱治疗的基础上，这也是我首先设计脊柱针刀操作术式的原因之一。

在临床工作中，疾病总是比书本中介绍的复杂多变。十八术式只是笔者根据常用的治疗方案做出的总结，而且也只能是针对单一术式进行逐一描述，而在临证时需要根据病情选择，毕竟单一术式就可以解决的问题不多见，大多数病例需要混合使用。必要时尚需临时增加（术式以外）局部的治疗。

（三）彻底松解、反复操作

在临床中经常会遇到这样的问题：医生自认为诊断、治疗都是正确的，短期的治疗效果也是有的，但病人的病情却总是反反复复。由于和其他的理疗模式不同，针刀有一定的疼痛和创伤，导致患者和医生都不能坚持治疗下去，从而导致治疗失败。

排除其他因素外，这里面有一个很可能的原因就是：治疗部位是对的，但是治疗范围、深度、彻底性不够。

软组织损伤的病因病理改变的核心在于：在椎管内结缔组织或者脂肪颗粒的无菌性炎症，或者椎管外软组织骨附着点的无菌性炎症，刺激神经末梢引起机体的肌痉挛（可逆），引发肢体的远端传导痛，而肌痉挛本身又加重了局部的无菌性炎症，以至于在后期形成肌挛缩（不可逆）的病理改变。如是恶性循环，导致症状缠绵难愈。

例如，一个冈下肌损伤引起的上肢传导痛，在极其轻微的早期（轻度肌痉挛），可能通过治疗点推拿、针刺一个天宗穴就可能解决问题，但对于一个症状相同而实际冈下肌损伤面积较大的肌痉挛中后期的患者，如果针刀治疗一个点，其远期疗效就很难保证，需要针对冈下肌在肩胛骨背面的附着的所有损伤点进行治疗，才有可能取得满意的近远期疗效；而对于一个同样症状，但处于肌挛缩时期的患者，同样面积的治疗，如果治疗的深度不够（没有到骨膜下）、彻底性不够（没有用针刀彻底松解），也同样很难取得满意的近

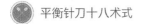

远期疗效。

针刀操作，不是软组织的大松解手术，也不是小切口手术。针刀这种工具并不是手术刀，临床和实验证明：对于刀刃直径在 1.0mm 以下的针刀，除非刻意对组织（肌腱、神经、血管等）反复横行切割，否则不可能切断正常的上述组织，所以同样地，对于骨附着点的大范围的软组织很难彻底松解。虽然多点排切可以加大治疗力度和范围，但仍然难以像软组织外科松解手术那样直接切断挛缩的组织达到彻底治疗的目的，尤其对于一些顽固性病例，单次治疗不能彻底松解，所以需要反复操作，才能取得满意的远期效果这一点，应该是每位针刀医生和患者应该了解的。

医生和患者选择针刀治疗，其目的是尽可能彻底治愈疾病，或者提高远期有效率、减少治疗次数、降低复发率。在此基础上，人文关怀、降低痛感、把针刀做成有温度的治疗方式，是进一步的追求，但不可本末倒置，如一味迁就患者的感受，会导致治疗不彻底，疾病迁延。

二、平衡针刀的适用范围

由于疾病的复杂性，并不是每个患者都能达到满意的疗效，这就需要医者对患者进行充分的评估，掌握好针刀的适应证，规范平衡针刀的适用范围：

1. 对单侧原发性腰臀部软组织损伤，具有明显的一系列腰臀部和耻骨部高度敏感的压痛点者，应该同时进行治疗。如果只做前者而未做后者，则治疗后会惹起大腿内收，导致行走不便和加重大腿根部痛或合并下肢内侧的传导痛。

2. 对双侧原发性腰部软组织损伤，即腰骶部深层肌骨骼附着处具有高度敏感的压痛点，而腰椎横突尖、第 12 肋骨下缘、髂后上棘内上缘及骶髂关节内侧缘等软组织附着处也有敏感的压痛点。即使痛度最轻，也应该一起处理，否则仍会遗留残余痛。

3. 对双侧原发性臀部软组织损伤仅具有臀部高度敏感的压痛点者，可进行臀部软组织松解式，但必须包括同侧髂嵴、髂后上棘内上缘和骶髂关节内侧缘软组织松解。因为该处虽不属臀部范围，但与臀部相毗邻，必具有显性或潜性压痛点；若同时具有同侧耻骨部软组织附着处的压痛点者，不论敏感度如何，均应加做大腿根部软组织松解术式，因为这内外两组肌群是具拮抗作用的。

4. 对原发性大腿根部软组织损伤仅具有耻骨部和坐骨部高度敏感压痛点而无臀部软组织损伤者，只需做大腿根部软组织松解术式；合并原发性棱锥肌与腹直肌耻骨联合附着处损伤具有该处高度敏感的压痛点者，应该加行耻骨联合上缘软组织松解术式。

5. 对双侧原发性腰臀部软组织损伤具有腰部、臀部和大腿根部高度敏感的压痛点者，可以先做双侧腰部软组织松解术式；后做双侧臀部软组织松解术式加双侧大腿根部软组织松解术式；也可以先做单侧的腰臀部软组织松解术式加同侧大腿根部软组织松解术式，以后再做另一侧相同的术式。

6. 对原发性腰部深层肌损伤引起腰痛或腰骶痛并发肩、背、项颈、头、上肢部位的传导痛以及消化系统功能紊乱、植物性神经功能紊乱、椎-基底动脉供血紊乱或泌尿生殖系统功能紊乱等征象者，一般在腰部软组织松解术式后，症状可以缓解甚至完全消除；对并发脊柱腰段或胸腰段的腰部深层肌损伤的变性挛缩者，可能在治疗后会出现上腰痛或并发腰脊柱向病（健）侧弯曲或并发消化系统功能紊乱或腹部和胸腹部植物性神经功能紊乱等征象，根据深层肌本身高度敏感的压痛点继续治疗，可以消除这些残留征象。

但在顽固性病例中，头、颈、背、肩等部位由于长期受到腰部或腰骶部发出的传导痛影响，而引起局部组织的继发性无菌性炎症的病理变化，称为继发性头颈背肩臂部软组织损伤。这种继发性病理变化在上述治疗后依然存在，仍有机会引起躯干上部局限痛、传导痛以及胸部植物性神经功能紊乱和头部椎-基底动脉供血紊乱等征象，仍需行颈背肩部软组织松解术式。

7. 对原发性大腿根部软组织损伤仅具有耻骨部压痛点而无臀部软组织损伤或继发泌尿生殖系统功能紊乱者，只需做大腿根部软组织松解术式；合并棱锥肌和腹直肌耻骨联合附着处损伤或继发泌尿生殖系统功能紊乱者，加行耻骨联合上缘软组织松解术式。

8. 对原发性髌下脂肪垫损伤仅具有髌尖粗面压痛点而无臀部和大腿根部软组织损伤者，只需做髌下脂肪垫松解术式。

9. 对原发性枕颈部软组织损伤仅具有项平面和颈椎棘突旁压痛点者，可行单独的项平面松解术式或者颈深肌群松解术式；合并原发性锁骨上窝软组织损伤征象者，加行斜角肌松解术式。

10. 对原发性肩胛骨背面软组织损伤引起肩臂痛而仅有肩胛骨背面诸肌附着处高度敏感的压痛点者，可采用单独的冈下三肌松解术式。

11. 对原发性躯干上部软组织损伤，也就是头颈背肩部软组织损伤，应该根据各个部位高度敏感的压痛点施行定型的颈部软组织松解术式。

12. 对原发性头颈肩部软组织损伤引起头颈肩痛并发椎 - 基底动脉供血紊乱征象或颈肩痛，具有枕颈部、项颈部和肩部一系列高度敏感的压痛点者，采用枕下肌群松解、颈椎深层肌松解、冈下三肌松解术式：

①并发原发性锁骨上窝软组织损伤引起自颞部 - 颈根 - 上肢的诸多征象者，同时进行斜角肌松解术式；②并发原发性背部软组织损伤引起背部征象和前胸痛及胸部植物性神经功能紊乱者，根据胸椎棘突 - 椎板 - 后关节背伸肌群附着处及肌群本身高度敏感的压痛点，可加行背伸肌群松解术式。

13. 对单纯的原发性背部软组织损伤，可根据胸椎棘突 - 椎板 - 后关节肌附着处压痛点所在部位，进行背伸肌群松解术式。

14. 对原发性锁骨上窝软组织损伤引起头颈肩臂部征象，仅具有第 1 肋骨的前斜角肌结节附着处和胸锁乳突肌附着处高度敏感的压痛点者，可单独行斜角肌松解术式。

以上 14 条为《宣蛰人软组织外科学》内容，原文摘录于此，笔者临证验证有意义，供参考。

第六节　平衡针刀术式的危险部位

平衡针刀术式的适用范围、适应证和禁忌证与针刀医学是一致的，在此不作赘述，在这里重点讨论一个问题，即在危险部位的操作问题。

危险部位是指有重要血管、神经或者生命中枢（如寰枕后膜、腹部入路的横突前部操作等）的部位或内脏、腺体本身，在此操作难度系数极高，完全依赖术者的手感。平衡针刀不在此类区域操作，原因如下：

1. 平衡针刀治疗的部位或在骨面上，或在软组织在骨或者韧带的附着点，这些部位上没有重要的血管神经，且术者严格按照针刀四步安全操作法操作，可以确保操作的安全性，不可能发生不可控的风险。

2. 前述软组织慢性损伤的机理，是发生在软组织附着点的原发性病理损伤，故单纯针对该部位的操作，即可取得明确的近远期疗效，没有必要在其他部位进行针刀操作。

3. 上述危险部位，如进行针刀操作，在确保术者有高超的操作技巧和良好的心理素质情况下，理论上仍难以确保万无一失，而一旦发生误操作，将难以善后，给患者造成终身的伤害。如寰枕后膜误伤延髓将是致命的；刺破肠道造成感染或刺破腹主动脉造成出血，都不可能在本科室得以妥善解决。

4. 对于凝血功能异常的患者（如血友病患者或长期服用抗凝药物患者），在治疗骨面附近有动脉、神经的区域（如寰椎横突）操作，一定要遵循四步安全操作原则，时刻记住我们的治疗靶点是神经、血管周围的软组织，而非神经血管本身。

5. 内科杂病及内脏功能改变性疾患，我们处理的同样是附着在骨的附着点的软组织，而不是内脏本身，不可直接用针刀治疗内脏、腺体本身。

6. 关节病变，多是因为脊柱骨盆软组织损伤，长期传导导致的继发性损伤，只需处理原发损伤点和继发损伤点即可。对于关节腔压力增高的病例，可以刺破关节囊。如无必要，不可对正常的关节随意进行关节内针刀治疗。

第七节　平衡针刀十八术式基本操作

一、术前准备

（一）医者的准备

1. 诊断清晰：既要有符合中医学、现代医学标准的诊断，更要有平衡针

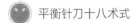

刀理念下更进一步的明确的诊断。

2. 明确治疗方案：包括预估疾病的预后、整个治疗大致的次数、可能使用的术式、每次治疗时的层次、治疗部位的毗邻解剖关系等。

3. 在治疗开始前，术者应保持良好的心身状态。

4. 了解与评估患者的心身状况，准备好必要的应急措施。

（二）患者的准备

1. 充分了解自身的身体状况，适当了解自身的病情及针刀治疗基本常识，做到心态上能够接受针刀治疗的痛感、风险程度、疗程及预后等。

2. 过饥、过饱、过度紧张、疲劳、恐惧、血压增高、心脏不适等情况，应及时向医生反馈。

3. 不应对医生隐瞒既往病史，尤其是血液病、心脑血管疾病等。

（三）文件书写

1. 病历：

（1）在专科的体检中，应重点写明：腰椎三个试验、直腿弯腰指地距离、颈椎六种活动检查、屈膝屈髋分腿试验的检查情况、压痛点的分布规律。其他传统检查，根据具体情况描述。

（2）辅助检查：描述辅助检查的阳性发现，养成亲自读片（X光、CT、MR）的习惯，排除禁忌证，尤其注意解剖变异，规避操作中的风险。

（3）诊疗意见：注明鉴别诊断、选择的针刀治疗术式及理由、疗程以及预后判断。

2. 签署针刀治疗同意书。

二、术中操作

（一）定区域、定面与线、定点

1. 定区域

我们要治疗的软组织损伤点，是软组织附着在骨面上的附着点，虽然描述为"附着点"，但其实不是一个点，而是一个大的区域，尤其对于病程较长的病例，如果要取得满意的近、远期疗效，就要针对附着区域的所有的损伤点进行处理，在通过检查后确认需要处理的软组织后，先标注大致的治疗区域。

2. 定面与线

人体的骨骼，是立体结构，不同的软组织附着在同名的骨骼上，即便是在大致相同的部位如顶点、外侧，但可能并不在同一个面上，这就需要我们对解剖足够熟悉。譬如冈上肌、冈下肌、小圆肌在肱骨的附着点，虽然依次按上下顺序排列在肱骨大结节上，但实际并不在一个平面上。

找到面后，还应注意，软组织附着处并不是一个小点，而是由多点组合成的线，依照骨的形状排列。术者按照既定的术式，将治疗区域画线标识（直线、弧线、曲线）。

3. 定点

在治疗的线上，每隔 2～3cm（具体根据实际情况而定）标记一个治疗点。

（二）消毒与无菌操作

严格按照无菌操作要求消毒治疗区域，遵循无菌操作原则。

（三）针刀操作

1. 严格按照针刀四步安全法操作。

2. 刺入角度应视具体情况而定（见各论）。

3. 直达骨面，无需分层操作：此为常规要求，但对个体病例如需分层松解，亦应按层次处理。

4. 内部刀法：以切割、铲剥、捣切为主的松解治疗刀法。

5. 无需留针候气，刀下松开即可。

三、术后处理及其他方案

（一）止血

毛细血管出血者，按压 1～2 分钟，特殊部位按压 5 分钟。

（二）无菌敷料覆盖

（三）手法治疗

以肌肉拉伸为主。

（四）后续治疗

1. 重灸　对于无菌性炎症明显、水肿较重、寒湿痹证患者，采取重灸，每个区域 30 分钟以上，以局部深处或远端有热感为宜。

2. 外敷药物　外敷消肿止痛或针对性的中药膏。注意皮肤过敏情况，及时处理。

3. 康复训练　3 天以后，可以对肌痉挛患者采取拉伸训练，对肌肉无力患者，采取肌肉强化训练。

4. 关于用药　对于单纯的椎管外软组织损伤疾患，单纯针刀治疗即可取得满意疗效，一般无需药物辅助治疗；对于椎管内软组织损伤疾患、焦虑、气血虚弱、肾精不足的患者，多需配合中药辨证治疗。

（五）其他

应对针刀治疗后可能产生的不良反应有所了解，并及时采取应对措施。

（六）疗效评估与预后判断

一般在治疗三次后，做一次疗效评估，以确定是否需要再治疗；临床症状消失或大部分缓解后半年，做一次疗效评估。

一般来说，单纯的椎管外软组织损伤病例，预后良好；严重的椎管内软组织损伤病例，预后不佳，或须接受其他治疗；焦虑、抑郁、情绪急躁、肾精不足患者预后欠佳；关节腔间隙骨性狭窄者，疼痛症状大多可以解决，但关节活动预后不良。

四、操作频率

一般每周左右做一次针刀治疗，同一部位治疗可以在两周后重复操作。

第二章

平衡针刀十八术式之腰部术式

腰部共四个术式，分别为：

腰 I 术式：全称为横突尖部软组织松解术；

腰 II 术式：全称为骶棘肌下端松解术；

腰 III 术式：全称为腰部深层肌松解术；

腰 IV 术式：全称为腰方肌松解术。

我们将分四个小节详加论述。

第一节　腰 I 术式

一、概述

腰 I 术式，全称为"横突尖部软组织松解术"，是采用针刀为工具，针对腰 2 ～ 5 横突尖部附着的软组织进行以切割、铲剥等为主要刀法的松解性治疗方案。

二、工具选择

根据患者体型、病情程度以及耐受性，选择 I 型 3 号或者 4 号、刃宽在 0.6 ～ 1.0mm 之平刃针刀。

三、术前准备

（一）常规准备

见前。

（二）适应证

1.腰、臀、下肢痛、不明原因腹痛等。

2.其他疾病或症状在该处有压痛者。

（三）禁忌证

见前。

四、定点

L2～L5 横突尖部。

体表定点模式图见图 2-1-1。

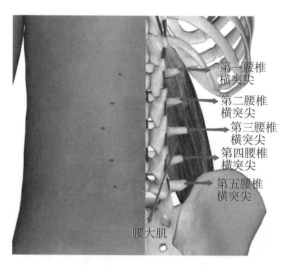

第一腰椎横突尖

第二腰椎横突尖

第三腰椎横突尖

第四腰椎横突尖

第五腰椎横突尖

腰大肌

图 2-1-1　腰Ⅰ术式体表定点模式图

体表定点人体图见图 2-1-2。

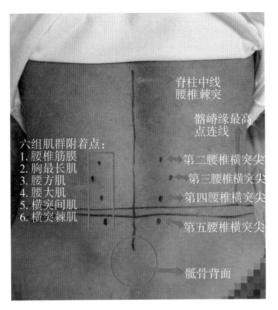

图 2-1-2　腰Ⅰ术式体表定点人体图

五、与操作相关的解剖

（一）胸腰筋膜

胸腰筋膜在胸背区较为薄弱，覆于竖脊肌表面，向上续项筋膜，内侧附于胸椎棘突和棘上韧带，外侧附于肋角，向下至腰区增厚，并分为浅、中、深三层。

1. 浅层　最厚，位于背阔肌和下后锯肌的深面，竖脊肌的表面。在胸腰筋膜浅层与竖脊肌之间存在着间隙，称胸腰筋膜下间隙，内有皮神经、脂肪及疏松结缔组织。正常情况下，胸腰筋膜浅层有限制竖脊肌、增强竖脊肌作用力的作用，而胸腰筋膜下的疏松结缔组织则在胸腰筋膜和竖脊肌之间起润滑作用。

2. 中层　位于竖脊肌与腰方肌之间，向上起于第 12 肋，向下止于髂嵴，内侧附着于横突，在竖脊肌外侧缘与浅层相愈合，并成为腹肌的起始腱膜。

3. 深层　位于腰方肌前面，又称腰方肌筋膜，它与前方的腰大肌筋膜相续，也是腹内筋膜的一部分。腰大肌筋膜与髂肌筋膜组成髂腰筋膜，包被腰大肌和髂肌，向下续于股骨小转子处。

（二）胸最长肌

1. 起点　竖脊肌总腱，分别附着在：

（1）骶骨。

（2）髂嵴。

（3）下胸椎和全部腰椎的棘突。

2. 止点

（1）全部胸椎的横突。

（2）肋结节和肋角之间。

（3）上腰椎的横突。

3. 作用

（1）双侧收缩时：①可使脊柱后伸；②维持脊柱的直立躯体姿势；③脊柱屈曲时起稳定作用，对抗腹肌和重力的作用。

（2）单侧收缩时：①使脊柱向同侧屈曲；②使脊柱向同侧旋转；③对抗离心力以维持稳定。

4. 血液供应　主动脉的肌支。

5. 神经支配　脊神经的后支。

（三）腰大肌

1. 起点

（1）L1～L5 横突。

（2）T12～L4 椎体和椎间盘的前面。

2. 止点　以髂腰肌腱止于股骨小转子。

3. 作用

（1）屈髋；

（2）使大腿外旋。

4. 血液供应　旋股内侧动脉的肌支。

5. 神经支配　腰丛（L1～L3）前支的支配。

（四）腰方肌

1. 起点

（1）髂嵴后部的内唇。

（2）髂腰韧带。

（3）第 2 或第 3～5 腰椎横突。

2. 止点

（1）第 12 肋骨内侧半的下缘。

（2）上方 4 个腰椎横突和第 12 胸椎体。

3. 作用

（1）增强腹后壁。

（2）双侧收缩时可降第 12 肋。

（3）一侧收缩时可使脊柱侧屈。

4. 血液供应

（1）腰动脉的肌支。

（2）髂腰动脉的腰支。

5. 神经支配　腰神经丛（T12～L3）。

（五）回旋肌（长回旋肌、短回旋肌）

1. 长回旋肌

（1）起点：椎体的横突。

（2）止点：向上跨越一个椎体后，止于棘突的基底部。

（3）作用：①单侧收缩使脊柱转向对侧；②双侧收缩时使脊柱伸直。

（4）血液供应：主动脉的肌支。

（5）神经支配：脊神经的后支。

2. 短回旋肌

（1）起点：椎体的横突。

（2）止点：上一椎体棘突的基底部。

（3）作用：①单侧收缩使脊柱转向对侧；②双侧收缩时使脊柱伸直。

（4）血液供应：主动脉的肌支。

（5）神经支配：脊神经的后支。

（六）横突间肌

1. 起点

（1）腰椎横突的侧面。

（2）腰椎的副突。

2. 止点

（1）上一腰椎横突的侧面。

（2）上一腰椎的副突。

3. 作用

（1）使相邻的脊柱侧弯。

（2）对抗离心力维持稳定。

4. 血液供应　主动脉的肌支。

5. 神经支配　脊神经的后支。

六、消毒及无菌操作

见前。

七、操作

1. 俯卧位操作，可在腹部垫枕。

2. 严格按照四步进针法操作。

3. 针刀刀刃方向与脊柱正中线平行，与皮肤呈 90°进针刀。快速破皮，缓慢进针，直达骨面，无需分层松解。

4. 达骨面后，稍提起针刀，沿骨面对骨膜进行铲剥，刀刃逐渐移至横突尖部，在横突尖部，对附着在尖部的软组织进行切割，必要时可在尖部进行环形切割，以刀下松动或者突破感为度。

5. 治疗结束后，出针，无菌敷料覆盖。

6. 该处正常操作，无血管神经损伤风险，毛细血管出血者，按压 1～2 分钟。

尸体操作视频讲解：见视频 2-1-1。

视频 2-1-1

实体操作视频讲解：见视频 2-1-2（上）、2-1-2（中）、2-1-2（下）。

视频 2-1-2（上）

视频 2-1-2（中）

视频 2-1-2（下）

八、术式解

（一）术式来源

本术式来源于《宣蛰人软组织外科学》的"腰部软组织松解术的 L2 ~ L4 横突尖松解术"，并根据针刀临床实际，有所调整。

（二）治疗靶点

腰椎横突尖部骨膜及附着的肌肉。

（三）原理

通过针刀对骨膜、骨骼肌腱端附着部位的铲剥、切割与松解，可以直接破坏末梢神经、解除或者减轻软组织的痉挛、改善肌挛缩状态，同时改善局部的微循环，促进无菌性炎症的吸收，缓解和彻底解决局部疼痛症状；同时，可以改善或解除由于肌痉挛、肌挛缩导致的向上、下、前的传导征象或者由于肌痉挛、肌挛缩刺激周围神经、血管、淋巴回流等系统引起的一系列症状，如：背痛、背部发冷、臀痛、臀部感觉异常、下肢放射痛、不明原因腹痛、肠激惹、便秘、痛经、传导区域的感觉异常、类似皮肤病的皮损改变等其他部位的疼痛与非疼痛临床征象。

（四）延展

1. "腰三横突综合征"，对于一位骨科医生或者针刀医生来说，是一个非常熟悉的疾病，初学针刀者，通常只对 L3 横突进行治疗，以后在发现临床效果不是很好的情况下，通常会处理其他横突。但根据平衡针刀的理论，横突的治疗只是一个治疗区域，并不是一个完整的治疗。或者说腰椎横突上软组织的损伤，绝大多数是来源于腰、骶、臀部、大腿根部软组织损伤的继发损伤，这也是很多针刀医生遇到的一个瓶颈。

在临床中，必须经过详细的检查，才能做出正确的诊断和治疗，必须摒弃单纯从腰椎横突认识"腰三横突综合征"这一疾病的观念。

2. 《宣蛰人软组织外科学》的软组织松解术中，主要处理的是 L2～L4 横突尖部，但笔者在临床中的体会是：L5 横突尖部的治疗是有意义的。

3. 对于初学者来说，临床上可以在上述位置偏内侧 1cm 左右定点，进针刀到骨面后，贴横突骨面向外滑动，到横突尖部进行操作。在横突尖部和边缘操作后，不可再向深处操作，如有落空感，及时调整深度和方向在横突尖部操作。保证针刀操作的安全。

4. 横突腹面有动脉，注意不要在横突尖腹面平刺操作。

5. 该术式常需配合其他术式一起运用：如腰痛常需配合腰部其他术式和骨盆术式；伴有下肢放射痛，常需配合臀部术式；不明原因腹痛、痛经，常需配合骨盆术式等。

6. 对于普通人群来说，真正的急性损伤并不多见，很多急性腰腿痛，实际上是慢性损伤的急性发作，对这一大类患者，由于其主要矛盾是肌痉挛或肌挛缩、无菌性炎症以及不严重的水肿，故而针刀治疗见效明显。

7. 但对于真正的急性损伤，或者慢性损伤急性发作患者中水肿严重者，单纯针刀治疗效果欠佳，对于此类患者银质针或辅助以局部激素治疗，就可以取得更快的疗效，我们还会以重灸弥补不足，但仍稍显不足。

8. 对于腰大肌损伤病例，在腹侧入路进针刀的操作虽然疗效明确，但有不可控制风险，不主张此类操作。

九、腰 I 术式为主的病例：

姓名：陈某某　　　　　性别：男　　　　　年龄：25 岁

病案号：P1912040002　职业：职员　　　特殊爱好：无

初诊时间：2019 年 12 月 4 日

【主诉】 腰痛 2 月余，加重 2 天。

【现病史】 无外伤史，2 个月前无明显诱因前出现腰痛，无下肢放射痛，未做特殊治疗，症状反复发作。2 天前出现腰痛加重，弯腰时加重，姿势变换时加重。

【专科体检】 腰椎三个试验（－），腰椎活动可，腰椎椎旁叩击痛（＋），横突压痛（＋），左侧为甚，双侧髂后上棘内侧缘骶棘肌附着处压痛（＋）。背伸肌群压痛。

【辅助检查】 2019 年 12 月 4 日深圳中山泌外医院腰椎正侧位 DR 片示：腰椎未见明显异常。

【传统诊断】 腰肌劳损。

【平衡针刀诊断】

1. 腰椎横突尖部软组织损伤。

2. 背伸肌群损伤。

【治疗经过】

共做 3 次针刀治疗：

2019 年 12 月 4 日：腰 I 术式为主要术式。

2019 年 12 月 12 日：腰 I ＋臀IV术式（见"视频 2-1-3"）。

2019 年 12 月 19 日：腰IV＋颈IV术式（见"视频 2-1-4"）。

是否使用麻药及其他药物：无。

视频 2-1-3

视频 2-1-4

【疗效评估】 前两次治疗解决了"姿势变换时加重"的问题，但仍不能久站。第三次治疗后，症状基本消失。2020 年 1 月 2 日复诊，自诉加班劳累后稍有反复，但症状不重。近期随诊，无明显不适。

针刀操作者：于洋。

【简析】 本例患者主要为附着在横突尖部的软组织损伤，既包括骶棘肌损伤，同时也有腰方肌、胸最长肌的损伤，以及背伸肌群的损伤，其压痛点主要分布在腰椎横突尖部，但在髂后上棘内侧缘，骶棘肌的附着点亦有明显压痛，由于骶棘肌分布范围广，治疗需彻底消灭各损伤点，方能取得较好的远期疗效。对于大部分病例，单次治疗有效但未必全面，常需分次处理。

第二节 腰Ⅱ术式

一、概述

腰Ⅱ术式，全称为"骶棘肌下端松解术"。是采用针刀为工具，针对骶棘肌下端总腱附着点（主要是髂后上棘内侧缘的上端，其在骶骨的附着点不作为重点，根据病情需要酌情处理）进行以切割、铲剥等为主要刀法的松解性治疗方案。

二、工具选择

根据患者体型、病情程度以及耐受性，选择Ⅰ型 3 号或者 4 号、刃宽在

0.6 ～ 1.0mm 之平刃针刀。

三、术前准备

（一）常规准备
见前。

（二）适应证
1. 腰、臀、下肢痛等。

2. 类似"骶髂关节错位"引起的症状。

3. 部分与妇科、泌尿系统疾患、男性病类似症状的疾患。

4. 部分头颈背痛。

5. 其他疾病或症状在该处有压痛者。

（三）禁忌证
见前。

四、定点

髂后上棘内侧缘的上端。

体表定点模式图见图 2-2-1。

体表定点人体图见图 2-2-2。

六、与操作相关的解剖

（一）骶棘肌下端总腱附着处
1. 骶骨。

2. 髂骨（髂后上棘内侧缘的上端）。

本术式主要针对以上附着点治疗，尤其是髂骨附着处。其附着点位于髂后上棘的内侧缘的上端，其下为极其坚强的骨间韧带，再向腹侧为骶髂关节的滑膜关节部分。

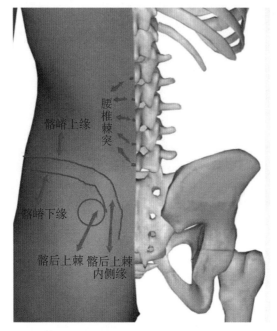

图 2-2-1　腰Ⅱ术式体表定点模式图

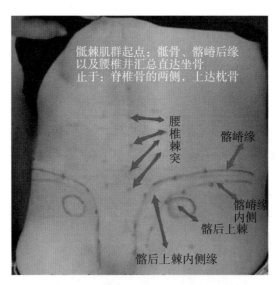

图 2-2-2　腰Ⅱ术式体表定点人体图

　　骶棘肌主要包括：胸最长肌、腰髂肋肌、胸髂肋肌、颈髂肋肌、胸半棘肌、颈最长肌、颈半棘肌等。

以上诸肌，均起于上述总腱附着处以及下胸椎和全部腰椎的棘突，止点各有不同。

（二）作用

1. 双侧收缩时

（1）后伸脊柱。

（2）维持人体的直立体位。

（3）脊柱屈曲时起稳定作用，对抗腹肌和重力的作用。

2. 单侧收缩时

（1）使脊柱向同侧侧屈。

（2）使脊柱向同侧旋转。

（3）对抗离心力以维持稳定。

（三）神经支配和血液供应

1. 神经支配 脊神经的后支。

2. 血液供应 主动脉的肌支。

六、消毒及无菌操作

见前。

七、操作

1. 俯卧位操作，腹部垫枕。

2. 严格按照四步进针法操作。

3. 针刀刀刃方向与髂后上棘内侧缘平行，与皮肤约呈 135° 角，紧贴髂后上棘内侧（盆侧）骨面进针。快速破皮，缓慢进针，直达骶髂关节外的骨间韧带。

4. 到达骨间韧带，遇阻力无法刺入感，稍提起针刀，紧贴髂后上棘内侧缘骨面对其骨膜及其上附着的骶棘肌总腱进行铲剥、切割，以刀下松动为度。

5. 治疗结束后，出针，无菌敷料覆盖。

6. 该处正常操作，无血管神经损伤风险，毛细血管出血者，按压 1～2 分钟。

尸体视频讲解：见视频 2-2-1。

实体操作视频讲解：见视频 2-2-2（上）、视频 2-2-2（下）。

视频 2-2-1

视频 2-2-2（上）

视频 2-2-2（下）

八、术式解

（一）术式来源

本术式来源于《宣蛰人软组织外科学》的"腰部软组织松解术"的"骶棘肌下端切开剥离术"，并根据针刀临床实际特点有所调整。

由于针刀体较硬，可以在组织内较大范围移动，故针刀布点可以采取单线、少点的原则，选择 2～3 个点，每个间隔 2～3cm 即可。

（二）治疗靶点

髂后上棘内侧缘骨膜、上端附着的骶棘肌总腱，必要时对骨间韧带及其下滑膜关节进行处理。

（三）原理

通过针刀对骨膜的铲剥、骨骼肌腱端附着部位的切割与松解，可以直接破坏末梢神经，解除或者减轻软组织的痉挛，改善肌挛缩状态，同时可改善局部的微循环，促进无菌性炎症的吸收，缓解和彻底解决局部疼痛症状。同时，可以改善或解除由于肌痉挛导致的向上、下、前的传导征象，如：头颈腰背痛、臀痛、臀部感觉异常、下肢放射痛、腹股沟痛、髋关节痛、痛经、月经不调、下腹痛、产后腹痛、排便异常等以及其他部位的疼痛与非疼痛临床征象。

（四）延展

1. 骶棘肌分布范围广泛，上至颈椎及乳突，下至骶骨，两侧至肋骨，三组纵行肌肉附着在颈椎、胸椎、腰椎、髂骨等部位，其附着点的软组织损伤可以引起复杂的临床症状。

其总腱附着在：①骶骨；②髂骨（髂后上棘内侧缘的上端）。本术式主要选取后者，主要是因为该处的损伤更为常见，且可以影响骨盆、髋关节的功能而引起一系列症状。当然，如果在临床体检中发现骶骨面有明确压痛点，应该一并处理。对于骶骨面的处理，我们放在臀Ⅱ术式讨论。对于骶棘肌各肌肉群组其他附着点损伤引起的症状的处理，我们会在其他术式讨论。

2. 本术式治疗的目标是附着在髂骨上的骶棘肌总腱附着点以及骨膜，并非针对其下的骶髂关节进行治疗，这一点是需要认识清楚的，不要混淆。

3. "骶髂关节错位、脱位、错缝""骶髂关节损伤"是我们经常在临床上见到或者用到的诊断，被认为是"腰腿痛、长短腿、骨盆旋移症"的常见病因，而针对该病因的手法复位（比如闪错为主的复位手法）通常会取得明显的即时效果，这也似乎更印证了该病因的存在和准确性。但该手法对于该病的治疗通常只有短期的疗效，尤其是对于顽固的陈旧性病例，其远期效果难以维持，被称为"诊室效果"，即一出诊室，症状如初。

从解剖看，骶髂关节属于微动关节，其后侧有极其坚固的骨间韧带固定，其下才是真正的滑膜关节，而该滑膜关节的间隙极其狭窄，其上下错动、旋转范围微乎其微，而由骶尾骨、髂骨形成的骨盆，是一个闭环结构，其前方的耻骨联合与后侧的骶髂关节必须同时错动，才可以形成骨盆的活动，而耻骨联合本身亦非常坚固，在女性妊娠时，由于激素水平的影响，会造成韧带的松弛，正常情况下，除非骨盆骨折，骶髂关节错位并不是一件容易发生的事情。

如果我们把"针对骶髂关节错位的闪错式的复位手法的疗效"理解成：是由于快速的闪错，在极短时间内快速拉伸了骶棘肌在髂骨的附着点，导致肌痉挛得以暂时性松弛而取得了"以松治痛"的效果，似乎更为妥当。这也可以解释为什么对于大多数病例，尤其是顽固性、陈旧性病例效果不稳定的原因：虽然手法一时缓解了肌痉挛，但骶棘肌附着点的损伤并未解除，很快又恢复了肌痉挛状态，使症状重现；而对于肌挛缩的病例，由于其肌肉变短、变性，拉伸作用有限甚至不起作用，其效果更是微弱甚至无效。

对于强直性脊柱炎中后期或髋关节活动受限或屈膝屈髋试验阳性或骶髂关节影像学提示关节面改变的良性病变病例，可以采用Ⅱ型、刃宽在1.2～2.5mm之针刀对骶髂关节进行适度的关节囊减压和关节松动治疗，以缓解症状。但我们应该了解关节软骨面是不可以修复的，因此，对于关节面的治疗是无意义的，尤其对于正常关节的操作，尽量以不刺入关节治疗为宜。

4.对于单纯腰痛患者，该术式常与其他腰部术式联合使用；对于有臀部、下肢症状的病例，常与臀部术式联合使用；对于妇科疾病、男性病以及其他杂病病例，常与颈Ⅳ术式、骨盆术式联合使用。

九、腰Ⅱ术式为主的病例

姓名：肖某某　　　　性别：男　　　　年龄：41岁

病案号：P1907210010　　职业：职员　　特殊爱好：久坐

初诊时间：2019年7月21日

【主诉】 腰痛反复发作5年。

【现病史】 无外伤史，有久坐史。腰痛伴左下肢后侧紧张感，左足跟疼痛，休息后减轻。经推拿针刺等治疗后效果不明显。余未诉其他不适。

【专科体检】腰椎三个试验(－)，腰椎活动可，双侧髂后上嵴内侧缘压痛、叩击痛，以左侧为甚，左L3横突压痛（++），左髂翼外三肌压痛，左髂后上棘外侧缘压痛。左足内踝尖部、足跟内侧压痛。

【辅助检查】 暂缺。

【传统诊断】

1.腰肌劳损。

2.跟痛症。

【平衡针刀诊断】

1.左骶棘肌附着点软组织损伤。

2.左腰椎横突尖部软组织损伤。

3.左髂翼外三肌损伤。

4. 左臀大肌损伤。

5. 左足内踝尖部软组织损伤。

6. 左髌下脂肪垫损伤。

【治疗经过】

共做 2 次针刀治疗：

2019 年 7 月 21 日：腰Ⅱ术式为主要术式，配合腰Ⅰ＋臀Ⅳ＋内踝尖部松解（见"视频 2-2-3"）。

视频 2-2-3

2019 年 8 月 5 日：骨盆Ⅳ（其他）术式。

是否使用麻药及其他药物：无

【疗效评估】

第一次针刀治疗后，腰及下肢症状明显缓解，足跟痛未改善。

第二次针刀治疗后：治疗后 2 周随访，足跟痛症状仍未改善。

治疗 2 个月后随访，症状基本消失。

近期随访，症状未反复。

针刀操作者：于洋

【简析】 该患者是以骶棘肌损伤为主的，伴有臀大肌、髂翼外三肌、髌下脂肪垫损伤等多处软组织损伤的病例，其下肢、足跟痛均为传导痛，而在内踝尖部形成了局部损伤点，故需同时处理。

传导痛日久患者，如已在继发损伤点形成损伤，若只处理原发损伤处，同样无法取得疗效，需同时处理。患者修复需要一段时间，不是每个患者都可以很快见效，要视病情而定。

第三节 腰Ⅲ术式

一、概述

腰Ⅲ术式，全称为"腰部深层肌松解术"。是采用针刀为工具，针对腰部深层肌（主要指多裂肌和回旋肌）在骨面的附着点进行以切割、铲剥等为主要刀法的松解性治疗方案。

二、工具选择

根据患者体型、病情程度以及耐受性，选择Ⅰ型3号或者4号、刃宽在0.6～1.0mm之平刃针刀。

三、术前准备

（一）常规准备

见前。

（二）适应证

1.腰、臀、下肢痛，下肢麻木等。

2.类似"腰椎间盘突出症、腰椎管狭窄症、腰椎滑脱"的临床症状。

3.部分杂病如腹痛、便秘、腹泻及部分有妇科、泌尿系统、男性病症状，在该处有明显压痛者。

（三）禁忌证

见前。

四、定点

骶骨背面的下部、腰椎的棘突基底部、横突、椎板、关节突关节囊。

体表定点模式图见图2-3-1。

体表定点人体图见图2-3-2。

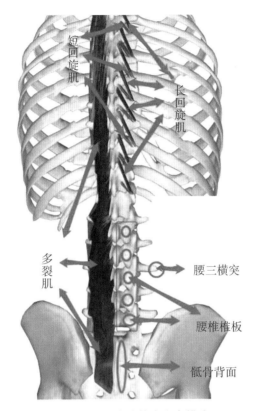

图 2-3-1 腰Ⅲ术式体表定点模式图

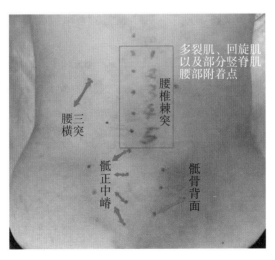

图 2-3-2 腰Ⅲ术式体表定点人体图

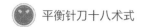

五、与操作相关的解剖

（一）回旋肌

分为长回旋肌和短回旋肌，其作用、血液供应、神经支配相同。

1. 作用

（1）单侧收缩使脊柱转向对侧。

（2）双侧收缩使脊柱伸直。

2. 血液供应　主动脉的肌支。

3. 神经支配　脊神经的后支。

4. 骨骼肌附着点

（1）长回旋肌：①起点：椎体的横突；②止点：向上跨越一个椎体后，止于棘突的基底部。

（2）短回旋肌：①起点：椎体的横突；②止点：上一椎体棘突的基底部。

（二）多裂肌

1. 起点（腰部）

（1）骶骨下部的背面。

（2）竖脊肌腱的深面。

（3）全部腰椎的乳突。

2. 止点　L5～C2脊椎的棘突。

3. 作用

（1）双侧收缩时可使脊柱后伸。

（2）控制向收缩侧的屈曲（维持离心力的稳定）。

（3）维持头的躯体姿势。

（4）血液供应：主动脉的肌支。

（5）神经支配：脊神经的后支。

六、消毒及无菌操作

见前。

七、操作

俯卧位操作，腹部垫枕。

严格按照四步进针法操作。

（一）在骶骨面操作

针刀刀刃方向与脊柱正中线平行，与皮肤呈90°进针。快速破皮，缓慢进针，直达骨面，无需分层松解。

到达骨面后，稍提起针刀，对附着处的腱端、骨膜进行切割、铲剥治疗。

对于此处的治疗，治疗前应拍摄X线片，治疗前应仔细触诊骶骨面，排除骶椎先天脊柱裂畸形，避免刺破硬膜囊风险。

（二）在棘突基底部的治疗

针刀刀刃方向与脊柱正中线平行，与皮肤呈90°进针。快速破皮，缓慢进针，直达棘突顶点骨面，无需分层松解。

到达骨面后，稍提起针刀，先对棘突顶点及两侧进行切割及铲剥，然后将针刀沿棘突骨面向下滑动至棘突基底部，针刀体与上部皮肤表面约呈135°角，对棘突基底部附着的肌肉腱端及骨膜进行切割、铲剥。

针刀到达棘突基底后，针刀不必再垂直刺破棘间韧带，避免刺破硬膜囊风险。

（三）在横突部位的治疗

见腰Ⅰ术式。

（四）在关节突关节囊、椎板部位的治疗

选择腰椎横突与棘突之间进针，约在棘突旁开2.5cm左右偏下位置。针刀刀刃方向与脊柱正中线平行，与皮肤呈90°进针。快速破皮，缓慢进针，直达椎板骨面，无需分层松解。

到达骨面后，稍提起针刀，先对覆盖在椎板上的深层肌进行切割松解，然后将针刀直达骨面对骨膜进行铲剥。以松为度，然后刀刃沿骨膜向内上方寻找突破感（关节突、关节囊），对关节囊进行减压处理（视病情给予刺破或者"十"字切开）。

对于该处的治疗，有突破感后，即进入关节囊，刺破或"十"字切开即可，不可再深入，避免刺破硬膜囊。

治疗结束后，出针，无菌敷料覆盖。有毛细血管出血者，按压 1～2 分钟。

尸体视频讲解：见视频 2-3-1。

实体操作视频讲解：见视频 2-3-2（上）、视频 2-3-2（下）。

视频 2-3-1   视频 2-3-2（上）   视频 2-3-2（下）

八、术式解

（一）术式来源

本术式来源于《宣蛰人软组织外科学》的"腰部软组织松解术的腰深层肌游离手术 + 腰深层肌清创术"，并根据针刀临床实际特点进行调整，由于针刀体较硬，可以在组织内较大范围移动，故针刀布点只需在相关部位定一个点即可。

（二）治疗靶点

腰部深层肌（主要是多裂肌和回旋肌）的附着点和覆盖在椎板上的区域及骨膜。根据病情和压痛点检查情况选择治疗点。

（三）原理

通过针刀对骨膜的铲剥、骨骼肌腱端附着部位的切割与松解，可以直接破坏末梢神经、解除或减轻软组织的痉挛、改善肌挛缩状态，同时改善局部的微循环，促进无菌性炎症的吸收。缓解和彻底解决局部疼痛症状。同时，可以改善或解除由于肌痉挛导致的向上、下、前的传导征象如：腰背痛、臀痛、下肢放射痛及麻木、腹痛、痛经、月经不调、排便异常等以及其他部位的疼痛与非疼痛临床征象。

（四）延展

1. 多裂肌和回旋肌两组小肌肉位于深层，运动损伤的机会较少，但由于无菌性炎症、自身循环、运动较少等因素影响,一旦受损恢复较慢。

受损时,临床上常会形成比较顽固的慢性腰痛,其与椎管内软组织损伤的临床表现类似,多为顽固性腰痛伴不典型的下肢症状。患者常感双侧或单侧臀腿酸痛、麻木、间歇性跛行,与传统骨科的诊断"腰椎管狭窄症"类似,况且大多数病例为中老年患者,影像学检查中常会发现"腰椎间盘突出、椎管狭窄"的征象,容易给诊疗带来一定的干扰,这一点需要加以鉴别。

2. 在顽固性腰痛患者中,深层肌损伤情况普遍存在。在慢性疼痛的早期,通常以骶棘肌、臀大肌、髂翼外三肌等的损伤更为常见。若腰深层肌结合大腿根部软组织损伤,持久不愈会向上传导引起颈、背等部位疼痛,成为"颈椎病"的病因之一。

3. 腰部深层肌损伤会出现肌痉挛和后期的肌挛缩。在后仰位时,深层肌出现皱褶会刺激周围神经末梢,加重原本的肌痉挛或者肌挛缩状态,诱发原本症状加重。当做"直腿仰腰试验"时,患者会主诉原发症状加重,这是深层肌损伤的特点之一,但也是椎管内软组织损伤的体征,所以需要以腰椎三个试验来进行鉴别诊断。

4. 针刀对关节突、关节囊的切开减压治疗有很好的临床效果,尤其是即时疗效非常明显。在《宣蛰人软组织外科学》里面提到:绝大多数的关节囊压力增高是由于深层肌痉挛引起的传导征象,只要解除深层肌损伤,关节囊的牵拉就可以解除。故而在临床上,我只做深层肌的松解治疗,关节囊的切开治疗不作为常规处理。通过我的临床观察,远期效果两者并无明显区别,切开治疗只在特殊情况下使用,比如强直性脊柱炎中晚期患者。

5. 部分深层肌损伤严重的病例使用单纯针刀治疗效果并不理想,这可能与深层肌挛缩、无菌性炎症较重、局部代谢障碍有关。我们应该明确一点:在软组织外科学里,深层肌损伤严重处的软组织损伤采取的手术治疗方案并非是单纯的切割治疗,要采取深层肌游离手术 + 腰深层肌清创术。这种手术既解除了严重的肌挛缩,同时又清除了部分坏死的深层肌,改善了血运。这种效果是刀宽在 0.6 ～ 1.0mm 之平刃针刀的单次治疗很难达到的。软组织外科学里面的替代手术疗法——"银质针"治疗方案也不能一次就见到效果。

故而，某些严重病例上述的针刀治疗可能见效甚微。临床上我一般采取多次治疗，且使用较粗的针刀操作，针刀后重灸，可以消除无菌性炎症，弥补一部分不足。部分病例治疗效果不佳，也在预料之内，必要时应该采取其他方案处理。

6. 椎管内的软组织损伤，同样可以引起传导痛。其临床症状和体征与单纯的深层肌损伤类似，需要进行腰椎三个试验加以鉴别诊断。有些病例椎管内外软组织损伤同时存在，增加了我们诊疗的难度。

从理论上讲，无论是针刀还是其他外治法的治疗工具，对椎管内的软组织损伤治疗都是不起作用的。在临床上我们总会遇到治疗完全无效的单纯的椎管内软组织损伤病例；治疗收效甚微的椎管内外软组织损伤混合型病例（椎管内软组织损伤较重，椎管外软组织损伤较轻）；还有治疗有短期的明显疗效，但反复发作的椎管内外软组织损伤混合型病例（椎管外软组织损伤较重，椎管内软组织损伤较轻）。对于上述病例，最后除了可能会选择椎管内软组织松解的手术治疗外，中医中药辨证治疗也应该引起重视。

7. 治疗单纯腰痛病例，常需配合其他腰部术式和骨盆术式；治疗伴右下肢症状的患者，常需配合臀部术式、骨盆术式以及针对骨骼肌在下肢骨干附着点的松解治疗；治疗内外妇科杂病的病例，常需配合腰部其他术式、骨盆术式以及颈Ⅰ、Ⅳ术式。

九、腰Ⅲ术式为主的病例

姓名：詹某某　　　　性别：男　　　　年龄：35 岁

病案号：P1911030005　　职业：自由职业　　特殊爱好：久坐

初诊时间：2019 年 11 月 3 日

【主诉】腰痛半个月。

【现病史】　无外伤史，半个月前无明显诱因出现腰痛、左下肢疼痛伴麻木感（以大腿后外侧、膝关节以上为主）。经推拿、手法治疗后效果不明显。后经人民医院 MR 检查示：L4/5、L5/S1 腰椎间盘突出。因症状持续加重，遂来诊。

【专科体检】 强迫体位，脊柱侧弯，腰椎凸向右侧，腰椎生理曲度变浅。直腿弯腰指尖距地 50cm，直腿仰腰试验引起左下肢疼痛加重。腰部肌紧张，肌肉僵硬。T6～L5 棘突旁叩击痛明显。因肌肉过度紧张，无法查得明显压痛点。

【辅助检查】 人民医院 MR 检查示：L4/5、L5/S1 腰椎间盘突出。

【传统诊断】 腰椎间盘突出症。

【平衡针刀诊断】

1. 左腰深层肌损伤。

2. 左骶棘肌肌损伤。

3. 继发性脊柱侧弯。

【治疗经过】

共做 2 次针刀治疗：

2019 年 11 月 3 日：腰Ⅲ术式为主要术式，配合腰Ⅱ术式（视频 2-3-3）。

2019 年 11 月 10 日：腰Ⅰ＋臀Ⅳ术式（视频 2-3-4）。

视频 2-3-3

视频 2-3-4

是否使用麻药及其他药物：无。

其他辅助治疗方案：针刀术后予以悬吊治疗。

【疗效评估】

第一次针刀治疗后，腰及下肢疼痛明显改善，脊柱侧弯减轻。

第二次针刀治疗后：症状基本消失。

治疗半年后随访，症状未反复。

针刀操作者：于洋。

【简析】

该患者是以腰深层肌损伤为主，伴有骶棘肌、髂翼外三肌损伤等多处软

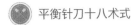

组织损伤的病例。

初诊时，虽因患者疼痛严重、肌痉挛明显无法检查压痛点，但通过症状、直腿仰腰试验引起左下肢疼痛加重等特点，判断以深层肌损伤为主。

脊柱侧弯是代偿导致的继发性改变，无需针对性治疗，只要松解痉挛的肌肉，脊柱侧弯即可改善。这一点从临床实践可以得到验证。

下肢疼痛、麻木为传导痛症状，因病程不长未在下肢局部形成损伤点，故亦无需对下肢局部进行处理。

第四节　腰Ⅳ术式

一、概述

腰Ⅳ术式，全称为"腰方肌松解术"。采用针刀为工具，针对腰方肌在髂嵴、横突、第 12 肋的附着点，进行以切割、铲剥等为主要刀法的松解性治疗。

二、工具选择

根据患者体型、病情程度以及耐受性，选择Ⅰ型 3 号或者 4 号、刃宽在 0.6 ～ 1.0mm 之平刃针刀。

三、术前准备

（一）常规准备

见前。

（二）适应证

1.腰、臀、下肢痛，不能久站，弯腰受限。

2.不明原因腹痛、伴有呼吸不畅、翻身障碍的腰背痛。

3.其他疾病或者症状在腰方肌处有压痛者。

（三）禁忌证

见前。

四、定点

1. L1 ～ L4 横突尖部（根据压痛点检查所得，部分病例在 L5 横突）。

2. 髂嵴内唇。

3. 第 12 肋内侧半的下缘。

体表定点模式图（图 2-4-1）。

体表定点人体图（图 2-4-2）。

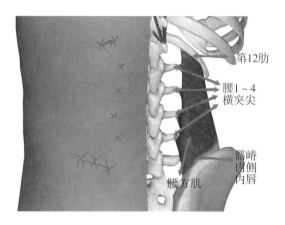

图 2-4-1 腰Ⅳ术式体表定点模式图

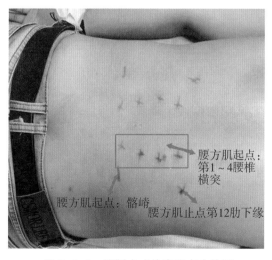

图 2-4-2 腰Ⅳ术式体表定点人体图

五、与操作相关的解剖

（一）腰方肌起点

1.髂嵴后部的内唇。

2.髂腰韧带。

3.第 2 或 3 ～ 5 腰椎横突（也有资料认为起自第 1 ～ 4 腰椎横突）。

（二）止点

1.第 12 肋骨内侧半的下缘。

2.上方 4 个腰椎横突和第 12 胸椎体。

（三）作用

1.增强腹后壁。

2.双侧收缩时可降低 12 肋。

3.一侧收缩时可使脊柱侧屈。

（四）血液供应

1.腰动脉的肌支。

2.髂腰动脉的腰支。

（五）神经支配

腰神经丛（T2 ～ L3）。

六、消毒及无菌操作

见前。

七、操作

俯卧位操作，腹部垫枕。

严格按照四步进针法操作。

（一）L1 ～ L5 横突部位的针刀治疗

见腰Ⅰ术式。

（二）髂嵴内唇的治疗

进针点选在髂后上棘外侧，紧贴髂嵴上缘，针刀刀刃方向与脊柱正中线垂直，与皮肤呈 90° 进针。快速破皮，缓慢进针，直达髂嵴边缘骨面，有落空感后，稍提起针刀，改变针刀方向，针刀体斜向下肢方向，与下部皮肤呈135° 角左右，紧贴髂嵴内唇，行上下左右通透治疗，遇阻力切开 2 ～ 3 刀，以松为度。

（三）第 12 肋内侧半下缘的治疗

先找到第 12 胸椎棘突，沿棘突向外寻找第 12 肋骨面（第 12 肋是最短的肋骨），在其骨面内侧半的下缘寻找压痛点作为进针点。

针刀刀刃方向与脊柱正中线平行，与皮肤呈 90° 进针。快速破皮，缓慢进针，直达肋骨骨面，无需分层松解。

达骨面后，稍提起针刀，沿骨面对骨膜及腰方肌附着点进行铲剥、切割等治疗。以刀下松动为度。

治疗结束后，出针，无菌敷料覆盖。

本术式正常操作无血管神经损伤风险，毛细血管出血者，按压 1 ～ 2 分钟。

尸体视频讲解：见视频 2-4-1。

实体操作视频讲解：见视频 2-4-2（上）、视频 2-4-2（下）。

视频 2-4-1

视频 2-4-2（上）

视频 2-4-2（下）

八、术式解

（一）术式来源

本术式来源于《宣蛰人软组织外科学》的"腰部软组织松解术的第 12 肋

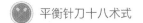

下缘及 L1 ～ 4 横突尖软组织松解术"，可根据针刀临床实际使用，有所调整。

（二）治疗靶点

腰方肌在髂嵴、横突、第 12 肋的附着点及骨膜。

（三）原理

针刀对骨膜的铲剥和骨骼肌腱端附着部位的切割与松解，可以直接破坏末梢神经、解除或者减轻软组织的痉挛、改善肌挛缩状态，还可以改善局部的微循环，促进无菌性炎症的吸收，缓解和彻底解决局部疼痛症状。同时，可以改善或解除肌痉挛、肌挛缩导致的向上、下、前的传导征象，肌痉挛、肌挛缩刺激周围神经、血管、淋巴回流等引起的一系列症状如：背痛、臀痛、臀部感觉异常、下肢放射痛、部分呼吸障碍（呼吸痛）、翻身痛、不明原因腹痛、肠激惹、便秘、痛经、传导区域的感觉异常、其他部位的疼痛与非疼痛临床征象。

（四）延展

1. 腰方肌位于腰椎两侧，左右对称各一块，上连肋骨，下附着于髂嵴，内侧附着在腰椎横突及髂腰韧带，形成一个单侧为矩形，双侧合为一个方形的解剖结构，起到加强腹后壁的作用。在人体站立位时，维持人体站立及支撑的作用。临床上一些持久站立后腰部酸痛或不能长时间站立者，如晨起刷牙、洗脸时明显感觉腰部不适甚至伴有下肢症状者，应考虑此肌肉损伤的可能性。

2. 腰方肌同时附着在第 12 肋内侧半，可以降低 12 肋。一些因腰方肌痉挛（挛缩）导致的肋骨活动受限而引起的呼吸问题，如呼吸时腰痛加重、呼吸困难（类似哮喘），在腰方肌处可以查得明显压痛点的病例，需要考虑此肌的损伤。

3. 腰方肌单侧收缩，可以使脊柱侧屈。在部分腰痛患者中，尤其是睡觉时翻身痛的患者，除了腹外斜肌损伤的可能性较大，部分患者可能合并腰方肌损伤，不可不察。

4. 在《宣蛰人软组织外科学》里，腰Ⅳ术式处理的是 L1 ～ L4 横突，并未触及 L5 横突及髂腰韧带，但是在临床实践中应连同 L5 横突及髂腰韧带一并处理，原因已在腰Ⅰ术式说明，不再赘述。

5. 腰Ⅳ术式与腰Ⅰ术式的类似之处是都能处理腰椎横突。两者的区别在于：①术式主要处理腰方肌的附着点，而腰Ⅰ术式是处理附着在腰椎横突的主要的 6 组肌肉附着点。故腰Ⅳ术式包含了一部分腰Ⅰ术式的作用，但不是全部。②由于腰Ⅳ术式与腰Ⅰ术式涉及的其他肌肉群组不同，故两个式的主治病种既有联系也有区别。总体来说，腰Ⅳ术式主要改善腰背部的症状，腰Ⅰ术式可以更多改善涉及向前、上传导的症状。

6. 腰Ⅳ术式操作应注意避免的风险：

（1）腰椎横突部位的治疗：见腰Ⅰ术式。

（2）第 12 肋内侧半下缘的操作：紧贴骨面，在骨面上操作，有落空感后应及时调整至骨面。

（3）髂嵴内唇：注意针刀的角度，要治疗到附着点，垂直切割无法治疗腰方肌在髂嵴内唇的附着点。

7. 治疗慢性腰痛病例时，要配合腰部其他术式、臀部术式（主要是臀Ⅰ、Ⅱ）；治疗伴有下肢症状的病例时，要配合腰、臀部其他术式，尤其是臀Ⅲ、Ⅳ术式；治疗杂病病例时，要配合骨盆Ⅰ、Ⅱ、Ⅲ术式及颈Ⅳ术式。

九、腰Ⅳ术式为主的病例

姓名：曾某某　　　　性别：女　　　　年龄：51 岁

病案号：P1909180001　职业：教师　　　特殊爱好：无

初诊时间：2019 年 9 月 18 日

【主诉】 腰痛反复发作数年，加重 2 月余，并姿势异常 2 天。

【现病史】 无外伤史。腰痛反复发作数年，因工作紧张无暇诊治。缘于 2 个多月前，无明显诱因出现腰痛加重，无明显下肢放射痛。经休息推拿治疗后缓解，未做进一步治疗。2 天前因弯腰拾物后出现腰痛加重，并出现脊柱侧弯。晨起站立刷牙、洗脸时自觉腰痛无法支撑。无下肢疼痛，未经特殊治疗。为求进一步诊治来诊。未诉其他不适。

【专科体检】 脊柱侧弯，凸向左侧。保护性体位。

腰椎三个试验（－），左 L2～L4 横突压痛，左髂嵴、髂后上棘外侧、内侧缘压痛。

【辅助检查】 2 年前外院核磁共振提示腰椎间盘突出。本次未做影像学检查。

【传统诊断】 腰椎间盘突出症。

【平衡针刀诊断】

1. 左腰方肌损伤。

2. 左骶棘肌损伤。

3. 左臀大肌损伤。

【治疗经过】

共做 3 次针刀治疗：

2019 年 9 月 18 日：腰Ⅳ + 腰Ⅱ + 臀Ⅱ术式。（此处视频文件名为"视频 2-4-3"）

视频 2-4-3

2019 年 12 月 12 日：臀Ⅳ术式。

2019 年 12 月 19 日：残余痛点治疗。

是否使用麻药及其他药物：无。

【疗效评估】

第一次治疗后，症状即明显缓解。

一周后第二次治疗：患者诉左臀部酸痛，予以臀Ⅳ术式治疗。

二周后第三次治疗：诉腰椎椎旁（横突部位）、髂嵴不适，针对压痛点进行治疗。

近期随访，症状消失，仅在久站后腰部酸痛感，稍休息可以缓解。

因患者职业关系（教师需要久坐和久站），嘱其锻炼腰背肌。

针刀操作者：于洋。

【简析】 患者是以腰方肌损伤为主的伴有臀大肌、骶棘肌损伤，一诊时处理主要矛盾（腰方肌损伤）取得明显的临床疗效。但患者并非单一肌群损伤，故后续针对其他肌群进行处理。

第三章

平衡针刀十八术式之臀部术式

臀部共四个术式，分别为：

臀Ⅰ术式，全称为：髂胫束松解术；

臀Ⅱ术式，全称为：臀大肌松解术；

臀Ⅲ术式，全称为：臀部软组织松解术；

臀Ⅳ术式，全称为：髂翼外三肌＋髂嵴缘软组织松解术。

我们将分四个小节详加论述。

第一节　臀Ⅰ术式

一、概述

臀Ⅰ术式，全称为"髂胫束松解术"。采用针刀为工具，主要选择在髂胫束上端，针对与之相关的臀大肌、阔筋膜张肌结合处损伤点，进行以切割、铲剥为主要刀法的松解性治疗方案。

二、工具选择

根据患者体型、病情程度以及耐受性，选择Ⅰ型3号或者4号、刃宽在0.6～1.0mm之平刃针刀。

三、术前准备

（一）常规准备

见前。

（二）适应证

1. 臀、髋及下肢外侧痛。

2. 膝关节外侧痛。

3. 少部分病例可以传导至小腿外侧、足背及足外侧引起疼痛、麻木、发凉和无力。

4. 部分腰痛病例，有髂胫束的损伤因素存在。

5. 长期损伤不愈，可以诱发大腿根部软组织损伤。

（三）禁忌证

见前。

四、定点

股骨大转子、臀大肌、阔筋膜张肌、胫骨外侧髁。

体表定点模式图（图3-1-1）

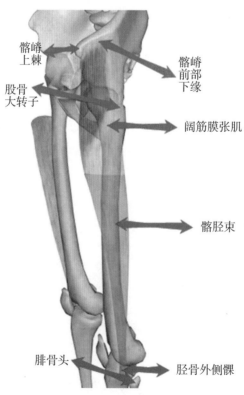

图3-1-1　臀Ⅰ术式体表定点模式图

体表定点人体图（图 3-1-2）

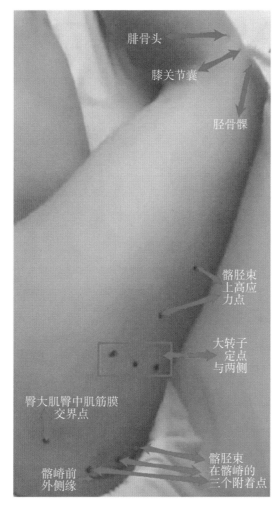

腓骨头

膝关节囊

胫骨髁

髂胫束
上高应
力点

大转子
定点
与两侧

臀大肌臀中肌筋膜
交界点

髂胫束
在髂嵴的
三个附着点

髂嵴前
外侧缘

图 3-1-2　臀Ⅰ术式体表定点人体图

五、与操作相关的解剖

（一）髂胫束

1. 起点　髂嵴前部的外侧缘，其上分为两层，包裹阔筋膜张肌，并与之紧密结合不易分离。跨过股骨大转子，下部的纵行纤维明显增厚呈扁带状，后缘与臀大肌肌腱相延续。

2. 止点　胫骨外侧髁、腓骨头和膝关节囊。

3. 作用

（1）帮助屈曲、外展、内旋髋关节。

（2）稳定膝关节。

（二）阔筋膜张肌

1. 起点

（1）髂嵴前部。

（2）髂前上棘。

2. 止点　髂胫束的前面，大转子的下方。

3. 作用

（1）屈髋。

（2）使大腿旋内并屈曲外展。

（3）在站立时，紧张髂胫束以支持胫骨之上的股骨。

4. 血液供应

（1）臀上动脉。

（2）旋股外侧动脉。

5. 神经支配　臀上神经（L4～S1）。

（三）臀大肌

1. 起点

（1）髂骨外侧缘。

（2）骶骨和尾骨的背面。

（3）骶结节韧带。

2. 止点

（1）大部分移行于髂胫束。

（2）股骨臀肌粗隆。

3. 作用

（1）强力地屈髋。

（2）使大腿旋外。

（3）其上部纤维协助外展大腿。

（4）关节完全伸直时，其髂胫束上的纤维起稳定作用。

4. 血液供应

（1）臀下动脉（主要）。

（2）臀上动脉。

5. 神经支配 臀下神经（L5 ～ S2）。

六、消毒及无菌操作

见前。

七、操作

侧卧位操作，患侧下肢在上。两腿之间可以垫一薄枕。

严格按照四步进针法操作。

根据病情和压痛点检查所得，可以选择在臀大肌与髂胫束结合处、阔筋膜张肌在髂嵴的附着点、股骨大转子点以及包裹髂胫束处进行针刀治疗。另外，根据具体情况，可以在髂胫束走行、胫骨外侧髁、膝关节囊附着点予以针刀治疗，此处不作为重点介绍。

1. 臀大肌与髂胫束结合处，可选 1 ～ 3 个点 针刀刀刃与臀大肌肌纤维走行一致，与臀部皮面成 90° 垂直进针，直达骨面。到达骨面后，稍提起针刀，沿骨面对骨膜进行铲剥，然后逐渐上提针刀，对臀大肌与髂胫束结合处的韧性点逐层切割松解。

2. 阔筋膜张肌在髂嵴的附着点，可选 1 ～ 3 个点 针刀刀刃与髂嵴下缘弧度平行，与皮面成 90° 垂直进针，直达骨面，无需分层松解。到达骨面后，稍提起针刀，对附着其上的阔筋膜张肌附着点进行以切割、铲剥为主的治疗；然后根据病情需要，沿骨面对骨膜进行铲剥。

3. 股骨大转子点，可以在顶点及平行两侧旁开 2cm 处各定一点 针刀刀刃与股骨干纵轴线平行，与皮面成 90° 垂直进针，直达骨面，无需分层松解。到达骨面后，稍提起针刀，沿骨面对骨膜进行铲剥，然后逐渐上提针刀，调转刀口线 90°，对髂胫束的韧性点逐层切割松解。

4.阔筋膜张肌包裹髂胫束处，可选择数个压痛点，针刀刀刃与股骨干纵轴线平行，与皮面成90°垂直进针，直达骨面，无需分层松解。到达骨面后，稍提起针刀，沿骨面对骨膜进行铲剥，然后逐渐上提针刀，对髂胫束的韧性点逐层切割松解。

治疗结束后，出针，无菌敷料覆盖。

该处正常操作，无血管神经损伤风险，毛细血管出血者，按压1～2分钟。

尸体视频讲解：见视频3-1-1。

实体操作视频讲解：见视频3-1-2（上）、3-1-2（下）。

视频 3-1-1

视频 3-1-2（上）

视频 3-1-2（下）

八、术式解

（一）术式来源

本术式来源于《宣蛰人软组织外科学》的"腰髂胫束 T 型切开术"，并根据针刀临床实际，有所调整。

（二）治疗靶点

臀大肌与髂胫束结合处、阔筋膜张肌在髂嵴的附着点、股骨大转子点以及包裹髂胫束处。

（三）原理

针刀对骨膜的铲剥和骨骼肌腱端附着部位的切割与松解，可以直接破坏末梢神经、解除或者减轻软组织的痉挛、改善肌挛缩状态，还可以改善局部的微循环，促进无菌性炎症的吸收，缓解和彻底解决局部疼痛症状。同时，可以改善或解除肌痉挛、肌挛缩导致的向上、下、前的传导征象，肌痉挛、肌挛缩刺激周围神经、血管、淋巴回流等引起的一系列症状（见适应证）。

（四）延展

1. 下肢放射痛是临床上常见的症状，多与腰、臀痛同时存在，尤其是臀痛。随着现代影像学检查的进步，多数患者行核磁共振检查发现"腰椎间盘突出症"等。如果不分清下肢疼痛的部位，很容易以"坐骨神经痛"这一症状为切入点，以影像学的诊断为依据来治疗，造成临床效果不明显甚至无效的后果。

2. 臀Ⅰ术式涉及的下肢疼痛位于下肢的外侧。这一部位的疼痛，不是坐骨神经支配区，大部分患者主诉疼痛的部位在膝关节以上，过去常被诊断为"臀上皮神经损伤、臀外侧皮神经损伤等"。单纯对局部的神经穿出点进行治疗后，绝大多数病例有效但症状反复。可能就是忽略了该术式涉及的问题。该术式的运用，过与不过膝关节并不是依据。因为损伤时间过久可以导致膝关节远端甚至足背出现症状。

3. 髂胫束是人体最厚的筋膜，是包绕大腿外侧的深筋膜—阔筋膜张肌的外侧增厚部分，上至髂嵴，下至胫骨外侧髁及关节囊。髂嵴的附着区域，阔筋膜张肌（外）和臀大肌（内）之间，是没有血运的结构。此处原发损伤较少，常继发于臀大肌、阔筋膜张肌或者髂翼外三肌的损伤之后。损伤后髂胫束本身的恢复较慢，但正确治疗后其远端传导症状会很快缓解甚至消失。

4. 髂胫束损伤引起的膝关节外侧痛早期来源于上部的传导痛，此时只需要处理原发损伤点即可，膝关节局部无需处理，如过度针对膝关节局部处理，会造成症状时好时坏，甚至造成症状加重。但如果传导痛的时间过久，在膝关节局部会形成顽固性的继发损伤点，此时应上下同治。

5. 上部的治疗选点主要在臀大肌、髂胫束和阔筋膜张肌的结合处、髂嵴的附着点。除非有直接暴力损伤后遗症或者局部顽固痛点，一般不需要对髂胫束本身进行治疗。

6. 对大腿外侧（胆经循行路线）长期、大力的按摩可能会导致髂胫束的直接损伤，这种情况在临床很常见，局部形成结节引起局部不适以及向远端传导的症状，此时应在结节局部进行针刀松解，并配合拉伸训练。

九、臀 I 术式为主的病例

姓名：方某某　　　　　性别：女　　　　　年龄：57 岁

病案号：P1903210001　　职业：家庭妇女　　特殊爱好：无

初诊时间：2019 年 3 月 21 日

【主诉】　右膝关节痛 3 年，右肩关节痛 10 年。

【现病史】　无外伤史，3 年前无明显诱因出现右膝关节痛，外侧疼痛为主，自诉疼痛由臀部外侧放射至膝关节外侧，严重影响走路。上下楼均疼痛。

另诉，右肩关节 10 年前脱臼，后经常反复疼痛。

【专科体检】　腰椎三个试验（－），腰椎活动可。

右膝关节局部无肿胀，皮温不高。腰椎椎旁无叩击痛，右髋外侧压痛（臀大肌、髂胫束与阔筋膜张肌交界处以及髂嵴附着点），右胫骨外侧髁压痛。无明显肌萎缩。

右冈下三肌压痛明显，肩峰下滑囊压痛。

【辅助检查】　右膝关节 X 线片：右膝关节轻度退行性改变。

【传统诊断】

　1. 右膝关节炎。

2. 右肩关节脱位后遗症。

【平衡针刀诊断】

1. 右臀大肌、阔肌膜张肌损伤。

2. 右髂胫束损伤。

3. 右冈下三肌损伤。

【治疗经过】

共做 3 次针刀治疗：

第一次：2019 年 3 月 21 日：臀 I ＋颈Ⅵ术式为主（视频 3-1-3）。

第二次：2019 年 3 月 28 日：其他治疗。

第三次：2019 年 5 月 27 日：其他治疗。

是否使用麻药及其他药物：无。

视频 3-1-3

【疗效评估】 患者第一次治疗后，症状即基本消失。第二次复诊，系其他问题，2个月后复诊，膝痛基本消失，轻度不适，治疗以其他问题为主。近期随访，症状未反复。

针刀操作者：于洋。

【简析】 患者需要解决的主要是两个问题：

1. 膝关节痛。

2. 肩痛。

这里主要分析膝关节痛，肩痛放在颈部术式中讨论。

患者膝关节痛，自诉疼痛由臀部外侧放射至膝关节外侧，严重影响走路。上下楼均疼痛。虽然在股骨外侧髁有明显压痛，体检时被动屈曲膝关节并无明显疼痛，说明其主要损伤部位不在膝关节本身。根据其主诉和体检结果诊断为右髋外侧压痛（臀大肌、髂胫束与阔筋膜张肌交界处以及髂嵴附着点），可以判断膝关节疼痛来源于髂胫束损伤的传导，治疗结果也证明该诊断。

影像学表现的膝关节退行变，是人体年龄增长、力平衡失调的综合结果，并非病因，不需要做特殊处理。

第二节 臀Ⅱ术式

一、概述

臀Ⅱ术式，全称为"臀大肌松解术"。采用针刀为工具，选择臀大肌在骶

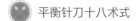

骨、髂骨、股骨上的附着点，进行以切割、铲剥为主要刀法的松解性治疗方案。

二、工具选择

根据患者体型、病情程度以及耐受性，选择Ⅰ型 3 号或者 4 号、刃宽在 0.6 ～ 1.0mm 之平刃针刀。

三、术前准备

（一）常规准备

见前。

（二）适应证

1. 臀部、骶部痛。

2. 向上传导可以腰痛。

3. 两侧臀大肌损伤，可以集中向下传导引起尾骨痛。

4. 损伤日久，可以继发引起髂胫束损伤症状（见臀Ⅰ术式）。

5. 在臀肌粗隆附着点的损伤，可以引起不典型下肢后侧传导痛。

（三）禁忌证

见前。

四、定点

骶正中嵴、骶骨面、髂后上棘外侧缘、髂骨骨面、臀肌粗隆、骶结节韧带、腰背筋膜、髂胫束。

体表定点模式图（见图 3-2-1）。

体表定点人体图（见图 3-2-2）。

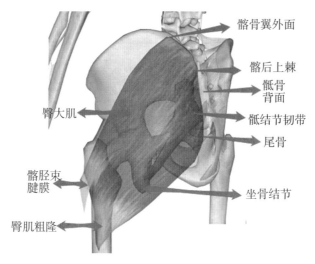

髂骨翼外面

髂后上棘

骶骨背面

臀大肌

骶结节韧带

尾骨

髂胫束腱膜

坐骨结节

臀肌粗隆

图 3-2-1　臀Ⅱ术式体表定点模式图

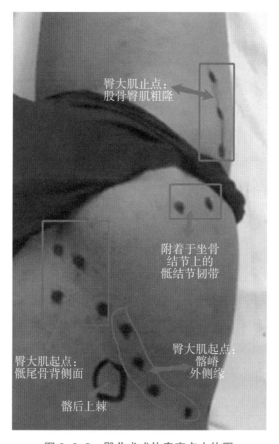

臀大肌止点：股骨臀肌粗隆

附着于坐骨结节上的骶结节韧带

臀大肌起点：骶尾骨背侧面

臀大肌起点：髂嵴外侧缘

髂后上棘

图 3-2-2　臀Ⅱ术式体表定点人体图

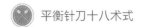

五、与操作相关的解剖

见臀 I 术式之"臀大肌解剖"。

六、消毒及无菌操作

见前。

七、操作

俯卧位操作。

严格按照四步进针法操作。

根据病情和压痛点检查所得，可以选择臀大肌在骶尾骨背面、髂骨外侧、骶结节韧带、与髂胫束结合部以及臀肌粗隆附着点及骨膜进行针刀治疗。

（一）骶尾骨背面附着点

可选 1 至数个点。

针刀刀刃与臀大肌肌纤维走行一致，与臀部皮面成 90° 垂直进针，直达骨面。到达骨面后，稍提起针刀，沿骨面对骨膜进行铲剥，然后稍上提针刀，对臀大肌在骨面上的附着点进行切割、铲剥为主的治疗。

（二）髂骨外侧附着点

可在髂后上棘外侧缘、髂骨外侧的中部选取 3 ～ 16 个点。

针刀刀刃与臀大肌肌纤维走行一致，与臀部皮面成 90° 垂直进针，直达骨面。到达骨面后，稍提起针刀，沿骨面对骨膜进行铲剥，然后稍上提针刀，对臀大肌在骨面上的附着点进行切割、铲剥为主的治疗。

（三）与髂胫束结合部附着点

参考臀 I 术式针刀操作之"臀大肌与髂胫束结合处"的针刀治疗操作部分。

（四）骶结节韧带附着点

可以在坐骨结节、骶结节韧带取 2 ～ 16 个点。

骶结节韧带分别附着于骶骨和坐骨结节。该处的治疗是针对臀大肌附着在骶结节韧带的附着点以及骶结节韧带在坐骨结节的附着点进行治疗。

1. 骶结节韧带部位的操作　针刀刀刃与骶结节韧带走行一致，与臀部皮面成 90°垂直进针，遇阻滞感，为骶结节韧带，针刀体向外倾斜，对附着其上的臀大肌附着点进行切割、铲剥治疗。

2. 坐骨结节处治疗　针刀刀刃与骶结节韧带走行一致，与臀部皮面成 90°垂直进针，直达坐骨结节骨面。到达骨面后，稍提起针刀，沿骨面对骨膜进行铲剥，然后稍上提针刀，对骶结节韧带在骨面上的附着点进行切割、铲剥为主的治疗。臀大肌并不附着在坐骨结节上，而是附着在骶结节韧带上。

此处对坐骨结节的治疗，主要是为了松解骶结节韧带。

（五）臀肌粗隆附着点

可选 1～13 个点。

针刀刀刃与股骨纵轴线平行，与大腿后侧皮面成 90°垂直进针，直达臀肌粗隆骨面。到达骨面后，稍提起针刀，沿骨面对骨膜进行铲剥，然后稍上提针刀，对臀大肌在骨面上的附着点进行切割、铲剥为主的治疗。

治疗结束后，出针，无菌敷料覆盖。

该处正常操作，无血管神经损伤风险，毛细血管出血者，按压 1～2 分钟。

尸体视频讲解：见视频 3-2-1。

实体操作视频讲解：见视频 3-2-2（上）、3-2-2（下）。

视频 3-2-1

视频 3-2-2（上）

视频 3-2-2（下）

八、术式解

（一）术式来源

本术式来源于《宣蛰人软组织外科学》的"臀大肌外端附着处切开剥离术"，

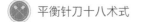

可根据针刀临床实际使用，有所调整。

（二）治疗靶点

臀大肌在骶尾骨背面、髂骨外侧、骶结节韧带、与髂胫束结合部以及臀肌粗隆附着点及骨膜。

（三）原理

通过针刀对骨膜的铲剥和骨骼肌腱端附着部位的切割与松解，可以直接破坏末梢神经、解除或者减轻软组织的痉挛、改善肌挛缩状态，还可以改善局部的微循环，促进无菌性炎症的吸收，缓解和彻底解决局部疼痛症状。同时，可以改善或解除肌痉挛、肌挛缩导致的向腰骶部、尾骨、髋外侧的传导征象，肌痉挛、肌挛缩刺激周围神经、血管、淋巴回流等引起的一系列症状（见适应证）

（四）延展

1. 臀大肌是臀部最表层的肌肉，由于久坐、久站及受风寒湿邪侵害造成的臀大肌损伤引起的临床常见的一系列症状，也是髂翼外三肌损伤及其他腰臀痛的早期病因之一和诱发因素。但在临床上却很容易忽略臀大肌损伤的诊断。其原因有三个：

（1）通常腰腿痛的患者多会行影像学检查被诊断为"腰椎间盘突出症、腰椎骨质增生"等，如再忽略了临床体检就会造成漏诊、误诊和误治。

（2）因为其损伤后不一定会表现为臀大肌部位的疼痛，可能会出现其他部位的传导痛如腰骶痛、尾骨痛等。如不进行压痛点检查很容易漏诊。

（3）目前的一些检查方法如体态诊断方法，虽然很重视功能改变，但是不同肌肉之间的协同、拮抗、代偿作用错综复杂，并非像书本上写的那么单纯，很容易使检查者进入机械判断的误区，造成误判。

2. 臀大肌损伤若长期未愈，可以引起周围肌群的代偿造成继发性损伤如髂翼外三肌损伤等。若单侧臀大肌损伤，可以引起对侧臀大肌损伤（对应补偿调节）；若双侧的臀大肌同时损伤，可向中间集中传导引起尾骨痛的顽固症状。

3. 臀大肌损伤若向下传导或直接发生在臀肌粗隆处，可以引起臀及大腿部后侧上部疼痛，部分患者可以继续传导引起大腿后侧痛甚至越过膝关节后侧引起小腿后侧痛。

4.若如长期臀大肌损伤未得到有效处理，可以导致臀大肌形态的改变而形成肌挛缩状态，单侧腰部肌肉代偿则会导致脊柱侧弯。

5.操作上：此处操作安全。但应注意个别患者如有隐性脊柱裂（骶骨），刺破硬膜囊导致脑脊液漏等。术前拍片及仔细触诊是避免此类误伤的关键。

九、臀Ⅱ术式为主的病例

姓名：林某某　　　　　性别：女　　　　　年龄：36 岁

病案号：P1910240003　职业：个体商户　　特殊爱好：无

初诊时间：2019 年 10 月 24 日

【主诉】 尾骨痛 1 年。

【现病史】 无外伤史，自述 2 年前生育第三胎后出现尾骨痛，久坐后（半小时）加重，无腰痛及下肢疼痛。未做特殊处理，症状反复发作，时轻时重。

另诉，同一时间出现右手麻木，上肢下垂时加重，症状时轻时重，未做特殊处理。2 个月前无明显诱因症状加重，并偶有右手无力，尤以勾手指动作明显，以中指为甚，经物理治疗、针刺、口服中药效果不明显。遂来诊。

【专科体检】 腰椎生理曲度变浅，双骶骨正中峭压痛，双臀大肌在髂后上棘外侧、骶骨面的附着点压痛，尾骨尖部明显压痛。

颈椎生理曲度变浅，颈椎右侧后关节压痛，右锁骨上窝压痛，右冈下三肌在肩胛骨面附着处压痛，颈椎后伸诱发症状加重。

【辅助检查】 外院拍片提示颈、腰椎椎间盘突出。

【传统诊断】

1.颈椎病。

2.尾骨痛。

【平衡针刀诊断】

1.臀大肌损伤。

2. 冈下三肌损伤。

3. 锁骨上窝软组织损伤。

4. 颈深层肌损伤。

【治疗经过】

患者共接受 2 次针刀治疗：

10 月 24 日：颈Ⅵ + 颈Ⅲ + 左臀Ⅱ术式。（见视频 3-2-3）

10 月 31 日：颈Ⅵ + 右臀Ⅱ术式。（见视频 3-2-4）

视频 3-2-3

视频 3-2-4

是否使用麻药及其他药物：无。

【疗效评估】

第一次治疗后，症状均缓解，但仍有疼痛。自诉尾骨偏左侧疼痛基本消失，感右侧疼痛；第二次治疗后，10 天后患者来诊，症状缓解 7 成左右，但诉意外怀孕，治疗终止。近期患者介绍他人来诊，电话回访，上述症状消失，怀孕期间未出现症状反复。

针刀操作者：于洋。

【简析】

该病例与颈Ⅵ术式的病例虽为同一患者，但描述的重点不同，在此我们把尾骨痛作为描述重点。

该患者虽为明显的尾骨疼痛，且在尾骨尖部可以触及明显压痛，但其病因绝不是尾骨尖部的问题，而是双侧臀大肌的损伤集中向尾骨尖部的传导引起。该病例第一次针刀仅针对患者压痛明显的左侧臀大肌进行处理。第二次复诊虽有明显缓解，但患者仍觉尾骨处有痛感，且描述痛感明显偏右侧，第二次针对右侧臀大肌处理后，取得了持久的稳定效果。

双侧臀大肌损伤是导致尾骨痛的重要因素，却不是唯一原因。双侧髂翼外三肌损伤、大腿根部软组织损伤也是引起尾骨痛的重要致病因素。

第三节　臀Ⅲ术式

一、概述

臀Ⅲ术式，全称为"臀部软组织松解术"。采用针刀为工具，选择诸臀肌在骶骨、坐骨上的附着点及骨膜，进行以切割、铲剥为主要刀法的松解性治疗方案。

二、工具选择

根据患者体型、病情程度以及耐受性，一般选择Ⅰ型3号、刃宽在0.6～1.0mm之平刃针刀。

三、术前准备

（一）常规准备

见前。

（二）适应证

1.臀部、骶尾部痛。

2.向上传导可以引起腰痛。

3.向下传导，引起以下肢后侧为主的、典型的"坐骨神经痛"为主要症状的下肢传导痛症状。

4.坐位时严重不适，需经常变换姿势。

5.可向下继续传导引起腘窝部疼痛、酸胀、吊筋感以及小腿后侧疼痛、麻木等症状。

（三）禁忌证

见前。

四、定点

骶骨、坐骨结节、髂骨、尾骨尖、股骨大转子、坐骨棘、坐骨大切迹、坐骨小切迹、坐骨大孔、坐骨小孔、闭孔、梨状肌、股方肌、腘绳肌、上孖肌、下孖肌等。

体表定点模式图（图3-3-1）。

体表定点人体图（图3-3-2）。

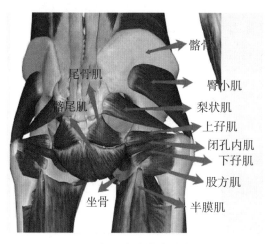

图3-3-1 臀Ⅲ术式体表定点模式图

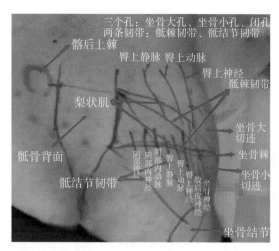

图3-3-2 臀Ⅲ术式体表定点人体图

五、与操作相关的解剖

（一）梨状肌

1. 起点　骶骨的盆面。

2. 止点　股骨大转子的内侧面（通过坐骨大孔）。

3. 作用

（1）使伸直的大腿外旋。

（2）使屈曲的大腿外展。

4. 血液供应

（1）臀上动脉。

（2）臀下动脉。

5. 神经支配　骶的梨状肌支（S1 和 S2）。

（二）上孖肌

1. 起点　坐骨棘。

2. 止点　经闭孔内肌的上部肌腱止于大转子的内侧。

3. 作用

（1）外旋股骨。

（2）屈曲时可外展大腿。

4. 血液供应　臀下动脉。

5. 神经支配　骶丛至闭孔内肌的分支（L5、S1 和 S2）。

（三）闭孔内肌

1. 起点

（1）闭孔内侧面。

（2）闭孔筋膜。

2. 止点　大转子的内侧面（绕过坐骨小切迹）。

3. 作用

（1）使大腿外旋。

（2）屈曲时使大腿外展。

4. 血液供应　臀下动脉。

5. 神经支配　骶丛至闭孔内肌的分支（L5、S1 和 S2）。

（四）下孖肌

1. 起点　坐骨结节。

2. 止点　经闭孔内肌的下肌腱止于大转子的内侧面。

3. 作用　使大腿外旋。

4. 血液供应　臀下动脉。

5. 神经支配　骶丛发至股方肌的分支（L4、L5 和 S1）。

（五）股方肌

1. 起点　坐骨结节的外面。

2. 止点　附着于股骨和转子间嵴的后面。

3. 作用　使大腿旋外。

4. 血液供应　臀下动脉。

5. 神经支配　骶丛至股方肌的分支（L4、L5 和 S1）。

（六）闭孔外肌

1. 起点

（1）闭孔的内面。

（2）闭孔膜的外侧面。

2. 止点　股骨的转子窝。

3. 作用

（1）使大腿外旋。

（2）协助屈髋。

4. 血液供应　闭孔动脉。

5. 神经支配　闭孔神经（L2、L3 和 L4）。

（七）腘绳肌

1. 半腱肌

（1）起点：坐骨结节。

（2）止点：①胫骨干上端内侧；②鹅足腱。

（3）作用：①伸髋；②屈膝；③使小腿旋内。

（4）血液供应：①股深动脉的穿支；②臀下动脉（供应上部肌纤维）。

（5）神经支配：坐骨神经的胫神经（L5、S1 和 S2）。

2. 半膜肌

（1）起点：坐骨结节。

（2）止点：①胫骨内侧髁的后面；②其纤维构成大部的腘斜韧带及内侧半月板。

（3）作用：①伸髋；②屈膝；③内旋小腿；④屈膝时牵拉内侧半月板的后部。

（4）血液供应：①股深动脉的穿支；②臀下动脉（供应上部肌纤维）。

（5）神经支配：坐骨神经的胫神经（L5、S1 和 S2)。

3. 股二头肌

（1）起点：①长头：坐骨结节；②短头：股骨粗线外侧唇和外侧肌间隔。

（2）止点：①腓骨头；②也可止于胫骨外侧髁。

（3）作用：①伸髋（长头的功能）；②屈膝（主要是短头的功能）；③如果膝关节屈曲则可外旋大腿。

（4）血液供应：①股深动脉的穿支；②臀上动脉（供应上部肌纤维）。

（5）神经支配：①长头：胫神经（L5、S1 和 S2）；②短头：腓总神经（L5和 S1）。

六、消毒及无菌操作

见前。

七、操作

俯卧位与侧卧位相结合操作。

严格按照四步进针法操作。

根据病情和压痛点检查所得，可以选择针对损伤的软组织在相关骨的附着点以及骨膜进行针刀治疗。（本术式只讨论在骨盆及股骨大转子附着点的

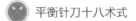

治疗，其在胫腓骨的附着点治疗，应酌情处理，在此不作详细讨论。）

（一）坐骨棘

俯卧位操作，可选 1 ～ 2 个点。

该处为上孖肌的附着点，同时也是骶棘韧带的附着点。体表定位约在股骨大转子顶点水平位置，与尾骨下端连线中点的偏内侧。坐骨棘是坐骨大切迹和坐骨小切迹的结合处。

针刀刀刃与人体纵轴线平行，与臀部皮面成 90° 垂直进针，直达骨面。到达骨面后，沿骨面对骨膜进行铲剥，然后稍上提针刀，对上孖肌在骨面上的附着点进行切割、铲剥为主的治疗。

（二）坐骨结节

股方肌附着在坐骨结节的外侧面；下孖肌附着在坐骨结节上端、上孖肌的下面，其下部是半膜肌的附着点，再下面是股二头肌长头和半腱肌的附着点；大收肌附着在坐骨结节的前下部（在骨盆Ⅰ术式中讨论）。

该处治疗的体位应遵循的原则：肌肉放松或者容易触及骨突。故下列两个体位可以根据具体情况选择：

体位 1：俯卧位；

体位 2：侧卧位，患肢在上，屈膝屈髋，尽量与腹部接触，使坐骨结节突出，易于触摸。

1. 股方肌附着点治疗　采取体位 1，股方肌在坐骨结节处附着面积较大，可以选取 1 ～ 3 个点。

针刀刀刃与人体纵轴线平行，与坐骨结节外侧面皮面成 90° 垂直进针，直达骨面。达骨面后，稍提起针刀，沿骨面对骨膜进行铲剥，然后稍上提针刀，对股方肌在骨面上的附着点进行切割、铲剥为主的治疗。

2. 下孖肌附着点治疗　采取体位 1，体型偏胖患者可以采取体位 2，选取 1 个点。

针刀刀刃与下肢纵轴线平行，与坐骨结节上部皮面成 90° 垂直进针，直达骨面。达骨面后，稍提起针刀，沿骨面对骨膜进行铲剥，然后稍上提针刀，对下孖肌在骨面上的附着点进行切割、铲剥为主的治疗。

3. 半膜肌附着点治疗　采取体位1，体型偏胖患者可以采取体位2。在下孖肌坐骨结节附着点的下面、股方肌坐骨结节附着点的内侧寻得压痛点，选取1～2个点。

针刀刀刃与下肢纵轴线平行，与坐骨结节中部皮面成90°垂直进针，直达骨面。达骨面后，稍提起针刀，沿骨面对骨膜进行铲剥，然后稍上提针刀，对半膜肌在骨面上的附着点进行切割、铲剥为主的治疗。

4. 股二头肌长头和半腱肌附着点治疗　采取体位1，体型偏胖患者可以采取体位2。在半膜肌坐骨结节附着点的下面、股方肌坐骨结节附着点的内侧寻得压痛点，选取1～2个点。

针刀刀刃与下肢纵轴线平行，与坐骨结节下部皮面成90°垂直进针，直达骨面。达骨面后，稍提起针刀，沿骨面对骨膜进行铲剥，然后稍上提针刀，对股二头肌和半腱肌在骨面上的附着点进行切割、铲剥为主的治疗。

（三）骶骨盆面

此处为梨状肌的附着点，在骶骨外侧缘选取1～3个点。

俯卧位操作，针刀刀刃与骶正中嵴平行，与臀部皮面成90°垂直进针。针刀到达骶骨边缘骨面后，紧贴骨面，刀体倾斜90°，与皮肤表面平行，向内刺入到骶骨盆面，并向斜上方抵达骶骨盆面的骨面。沿骨面对骨膜进行铲剥，然后稍提起针刀，对梨状肌在骨面上的附着点进行切割、铲剥为主的治疗。

（四）股骨大转子

此处附着的肌肉较多且位置接近，在熟悉解剖的基础上，仔细查找压痛点，确定需要治疗的位置（此操作作为该术式的补充，根据患者具体情况使用）。

1. 股骨大转子前内侧面　此处附着的是上孖肌、闭孔内肌、下孖肌、梨状肌。侧卧位（患侧在上，两腿之间垫枕，使髋外侧肌肉放松）或者仰卧位操作，在股骨大转子顶点定一点，在其内下方2cm处定一点。

（1）股骨大转子顶点：针刀刀刃与下肢纵轴线平行，与髋外侧皮面成90°垂直进针。针刀直达股骨大转子顶点，刀体不离骨面，沿骨面向内下方寻找上孖肌、闭孔内肌、下孖肌附着的骨面，先对骨膜进行铲剥，然后对附着其上的以上诸肌的附着点进行切割、铲剥为主的治疗。

（2）在股骨大转子顶点内下方2cm处：针刀刀刃与下肢纵轴线平行，与髋外侧皮面成90°垂直进针。针刀直达股骨大转子内侧面，先对骨膜进行铲剥，然后稍提起针刀，对附着其上的梨状肌附着点进行切割、铲剥为主的治疗。

2. 股骨转子窝和转子间嵴　俯卧位操作。股骨转子窝附着的是闭孔外肌，可定1个点；其下部骨面即股骨转子间嵴上附着的是股方肌，可定1～3个点。

（1）股骨转子窝：在股骨大转子顶点后下方的凹陷中定点，针刀刀刃与下肢纵轴线平行，与臀部皮面成90°垂直进针。针刀直达股骨转子窝，先对骨膜进行铲剥，然后稍提起针刀，对附着其上的闭孔外肌附着点进行切割、铲剥为主的治疗。

（2）转子间嵴：在上述定点的外下方、与坐骨结节外侧面（股方肌附着点）水平位置的股骨转子间嵴定点。针刀刀刃与下肢纵轴线平行，与臀部外侧皮面成90°垂直进针。针刀直达股骨转子间嵴，先对骨膜进行铲剥，然后稍提起针刀，对附着其上的股方肌附着点进行切割、铲剥为主的治疗。

治疗结束后，出针，无菌敷料覆盖。

该处正常操作，无血管神经损伤风险，毛细血管出血者，按压1～2分钟。

尸体讲频讲解：见视频3-3-1。

实体操作视频讲解：见视频3-3-2。

视频3-3-1

视频3-3-2

八、术式解

（一）术式来源

本术式来源于《宣蛰人软组织外科学》的"臀部软组织分离手术"，并根据针刀临床实际，有所调整。

（二）治疗靶点

梨状肌、上孖肌、闭孔内肌、下孖肌、股方肌、腘绳肌（半膜肌、半腱肌、股二头肌）、闭孔外肌在臀部、股骨大转子的附着点及骨膜。

（三）原理

针刀对骨膜的铲剥和骨骼肌腱端附着部位的切割与松解，可以直接破坏末梢神经、解除或者减轻软组织的痉挛、改善肌挛缩状态，还可以改善局部的微循环，促进无菌性炎症的吸收，缓解和彻底解决局部疼痛症状。同时，可以改善或解除肌痉挛、肌挛缩导致的向腰骶部、尾骨、髋外侧的传导征象，肌痉挛、肌挛缩刺激周围神经、血管、淋巴回流等引起的一系列症状（见适应证）。

（四）延展

1. 臀Ⅲ术式涉及的损伤肌群较多，也是针刀操作比较困难的术式之一。

首先是因为臀部肌肉丰厚，大多数的肌肉附着点比较深在，不易触摸或需调整不同体位方能易于触摸，所以增加了触诊的难度，尤其对于体型肥胖者更加困难；其次，不同的肌肉虽然附着在同名的骨上，但在不同的面上，或者在相同的面的不同位置，难以精准定位；再次，相当多的病例，如果残留某一块肌肉损伤未解决，其临床症状就不能消失甚至缓解，导致治疗要多次才能完成。因为很多肌肉功能类似或者相互辅助，所以，治疗前必须明确诊断，且要向患者交代治疗的相关事宜，以保证患者能坚持治疗。

2. 臀Ⅲ术式涉及的肌肉损伤导致的临床症状在临床上其实很常见，但由于上述原因或者其他因素，误诊率较高。

目前人们的工作状态已经由体力劳动转变为久坐。久坐后三个方面的因素可能会导致肌损伤：①局部长期压迫导致缺血改变后肌挛缩；②腰背肌紧张、痉挛、出血以及无菌性炎症刺激传导至臀部引起的继发损伤，或者是臀肌代偿后的一系列炎症反应；③久坐后，尤其是座位较低，导致大腿根部软组织挛缩，继发引起臀肌的损伤。故而，治疗时应在关注局部的同时，不要忽略原发损伤点的检查和处理。

3. 临床症状上，除了表现为臀痛，还可表现为腰酸、臀肌大腿后侧的典型或者不典型的坐骨神经痛症状如酸胀、紧张、不适感，腘窝的酸痛，小腿酸胀、足跟痛、脚底麻木、下肢发凉等。患者不能久坐。在座位时，常需变换体位以寻得最舒服的位置，但始终找不到一个持久的舒服的体位，被迫经常站起来求得一时的缓解。严重病例不能坐，甚至只能站着吃饭，痛苦不堪。

4. 相当多的病例合并大腿根部软组织损伤，尤其是大收肌损伤，需要一并处理。

5. 操作层面：

（1）严格遵守针刀四步安全操作，在骨面上操作，避免神经血管损伤。有报道，在梨状肌肌腹治疗造成臀上动脉损伤出血不止。轻者可以压迫止血，严重者需要行血肿清除手术治疗。如果患者凝血功能障碍（如血友病患者、长期服用抗凝血药者），或可导致严重不良后果，需引起临床医生高度重视。如无必要，不必在肌腹操作。

（2）在坐骨棘部位操作应防止针刀落空。进针前要用押手找到坐骨棘的位置，并固定，针刀沿指甲边缘进针。快速破皮后，缓慢进针，依据押手的深度左右探寻骨面。

九、臀Ⅲ术式为主的病例

姓名：余某　　　　性别：男　　　　年龄：34 岁
病案号：P2001050004　　职业：职员　　特殊爱好：无
初诊时间：2020 年 1 月 5 日

【主诉】 臀骶尾部疼痛 1 年。

【现病史】 无外伤史，1 年前因久坐后出现臀骶尾部疼痛，自行按压尾骨尖部疼痛难忍。坐位时需经常变换姿势，后逐渐出现站位、行走亦有疼痛感。曾针对尾骨疼痛局部贴敷膏药、针刺等治疗，未见缓解。

患者无明显下肢放射痛，但自觉双下肢后侧不适。

【专科体检】 脊柱外观无畸形，活动可。局部无红肿，尾骨无明显偏歪。尾骨尖部高敏感压痛（++++）。双侧臀大肌附着点压痛，尤以骶骨附着处明显。双侧坐骨结节外侧面压痛（++）。

【辅助检查】 暂缺。

【传统诊断】 尾骨痛。

【平衡针刀诊断】

1.臀大肌损伤。

2.臀部软组织损伤。

【治疗经过】

患者于 2020 年 1 月 5 日、1 月 12 日分别接受 2 次针刀治疗。

1 月 5 日：臀Ⅱ术式。

1 月 12 日：臀Ⅲ术式为主（视频 3-3-3）。

是否使用麻药及其他药物：无。

视频 3-3-3

【疗效评估】

1 周前为第一次治疗，本次复诊主诉：尾骨处疼痛消失，自行按压无痛感。但仍感座位时不适感，需要经常变换姿势。本次予以针刀治疗 1 周后复诊，症状消失。半年后随访，症状未反复。

针刀操作者：于洋

【简析】

患者臀大肌损伤和臀部软组织损伤（股方肌为主）同时存在，尾骨痛的直接诱发因素是双侧臀大肌损伤，但臀部其他软组织损伤也是诱发尾骨痛的因素之一。第一次针刀治疗后，尾骨痛消失，但股方肌损伤未治疗，故患者仍感坐卧不宁，双侧大腿后侧不适，针对性治疗后症状消失，且未复发，说明其他因素（如大腿根部、臀部其他软组织）损伤不明显。长期久坐仍是病

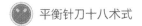

因之一，应避免此生活习惯，适当拉伸臀部肌群，以防止复发。

第四节 臀Ⅳ术式

一、概述

臀Ⅳ术式，全称为"髂翼外三肌＋髂嵴缘软组织松解术"。采用针刀为工具，主要选择在髂翼外骨面、髂嵴缘，针对骨膜及附着其上的软组织附着点进行以切割、铲剥为主要刀法的松解性治疗方案。

二、工具选择

根据患者体型、病情程度以及耐受性，选择Ⅰ型3号、刃宽在0.6～1.0mm之平刃针刀。

三、术前准备

（一）常规准备

见前。

（二）适应证

1. 臀痛、髋外侧痛、大腿外方痛、典型或不典型的"放射性坐骨神经痛"或合并下肢麻木、麻痹。

2. 骶尾痛和肛门会阴部不适感、下垂感或疼痛。

3. 坐位时"剪指甲"动作不能完成。

4. 腰痛、腰骶痛、腹壁痛、腰际部疼痛、下肢抽搐。

5. 膝关节内、外侧痛，腓总神经瘫痪症状，踝关节、足外侧疼痛及感觉异常。

6. 长期损伤不愈可以继发引起冈下三肌损伤，从而引发一系列冈下三肌损伤的症状。

（三）禁忌证

见前。

四、定点

髂骨、髂骨翼、髂前上棘、髂嵴缘、股骨大转子。

体表定点模式图（见图 3-4-1）。

体表定点人体图（见图 3-4-2）。

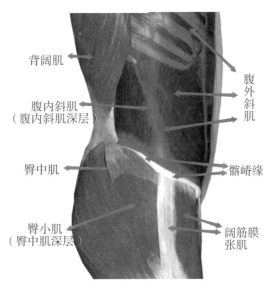

图 3-4-1　臀Ⅳ术式体表定点

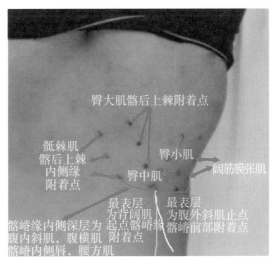

图 3-4-2　臀Ⅳ术式体表定点人体图

五、与操作相关的解剖

（一）阔筋膜张肌

见臀Ⅰ术式。

（二）臀中肌

1. 起点　髂骨的外侧缘（起自髂嵴与臀前线和臀后线之间）。

2. 止点　股骨大转子的上面。

3. 作用

（1）其前部和外部肌纤维，可使大腿内旋和外展。

（2）后部的纤维可使大腿外旋。

（3）稳定骨盆以及行走时防止下肢无力。

4. 血液供应　臀上动脉。

5. 神经支配　臀上神经（L4、L5 和 S1）。

（三）臀小肌

1. 起点　髂骨外侧缘（臀前线和臀下线之间）。

2. 止点

（1）股骨大转子的前内侧。

（2）髋关节囊。

3. 作用

（1）外展和内旋大腿。

（2）稳定骨盆以及行走时防止下肢无力。

4. 血液供应　臀上动脉。

5. 神经支配　臀上神经（L4、L5 和 S1）。

（四）缝匠肌

1. 起点　髂前上棘。

2. 止点

（1）胫骨体的上内侧面。

（2）鹅足腱。

3. 作用

（1）屈髋和屈膝。

（2）髋关节屈曲时可外旋大腿。

4. 血液供应

（1）股深动脉的肌支。

（2）降动脉的隐支。

5. 神经支配　股神经的分支（L2 和 L3）。

（五）腹横肌

1. 起点

（1）第 7 ～ 12 肋软骨的内面。

（2）胸腰筋膜。

（3）髂嵴前部的内唇。

（4）腹股沟韧带外 1/3。

2. 止点

（1）移行于腱膜，止于白线。

（2）参与提睾肌和联合腱的构成。

3. 作用

（1）为背肌的拮抗肌，可使躯干前屈。

（2）协助呼气。

（3）维持和增加腹内压。

（4）协助完成一些生理功能，如大小便、分娩、咳嗽和呼气等。

4. 血液供应　髂腰动脉的腰支。

5. 神经支配　下 6 对胸神经和第 1 腰神经的腹侧支。

（六）腰方肌

见腰 I 术式。

（七）背阔肌

1. 起点

（1）下 6 胸椎和全部腰椎的棘突。

（2）第 2～3 骶椎节段。

（3）髂嵴。

（4）下 3～4 肋骨。

2. 止点　肱骨结节间沟的外侧缘。

3. 作用

（1）内收肱骨。

（2）使肱骨内旋。

（3）在固定位时，使肱骨后伸。

（4）使肩胛骨向下旋转。

4. 血液供应　胸背动脉。

5. 神经支配　胸背神经（C6、C7 和 C8）。

（八）腹外斜肌

1. 起点　第 5～12 肋骨的外面。

2. 止点

（1）髂嵴前部的外唇。

（2）半月线以内和髂前上棘以下，移行成腹股沟韧带。

3. 作用

（1）为背肌的拮抗肌，可使躯干前屈。

（2）单收缩可使躯干转向对侧。

（3）协助呼气。

（4）维持和增加腹内压。

（5）协助完成一些生理功能，如大小便、分娩、咳嗽和呼气等。

4. 血液供应　腰动脉的肌支。

5. 神经支配　下 6 对胸神经的前支。

（九）腹内斜肌

1. 起点

（1）胸腰筋膜。

（2）髂嵴前部中间线。

（3）腹股沟韧带外侧 1/2。

2. 止点

（1）第 10、11 和 12 肋软骨及肋骨的下缘。

（2）移行于腱膜，止于白线。

（3）联合腱。

3. 作用

（1）为背肌的拮抗肌，可使躯干前屈。

（2）单侧收缩可使躯干转向同侧。

（3）协助呼气。

（4）维持和增加腹内压。

（5）协助完成一些生理功能，如大小便、分娩、咳嗽和呼气等。

4. 血液供应　腰动脉的肌支。

5. 神经支配　下 6 对胸神经和第 1 腰神经的前支。

六、消毒及无菌操作

见前。

七、操作

根据情况可以选择仰卧位、俯卧位、侧卧位（患侧在上，可以在双腿之间垫枕）三种体位操作。

严格按照四步进针法操作。

根据病情和压痛点检查所得，选择以上诸肌在髂骨翼外侧、髂嵴附着点及骨膜进行针刀治疗。

（一）腹内斜肌

腹内斜肌附着在髂嵴的前半部分、髂嵴的上端的中间线。俯卧位操作，可以定 1 ～ 5 个点。

针刀刀刃与髂嵴缘弧度平行，刀体与髂骨前半部分顶部垂直、与皮面成 0°进针刀，针刀直达髂嵴顶部骨面。到达骨面后，沿骨面对骨膜进行铲剥，然

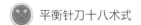

后稍提起针刀，对腹内斜肌在髂嵴的附着点进行以铲剥、切割为主要刀法的操作。

（二）腹外斜肌

腹外斜肌附着在髂嵴前部的后唇。俯卧位操作，可以定 1～5 个点。

针刀刀刃与髂嵴缘弧度平行，在上述腹内斜肌的附着点的稍后部区域进针刀，刀体与髂骨前半部分皮面垂直，针刀直达髂嵴骨面。到达骨面后，沿骨面对骨膜进行铲剥，然后稍提起针刀，对腹外斜肌在髂嵴的附着点进行以铲剥、切割为主要刀法的操作。

（三）阔筋膜张肌在髂嵴的附着点

阔筋膜张肌附着在髂嵴的前部。俯卧位操作，可选 1～3 个点。

针刀刀刃与髂嵴缘弧度平行，与皮面成 90° 垂直进针，直达骨面，无需分层松解。到达骨面后，稍提起针刀，对附着其上的阔筋膜张肌附着点进行以切割、铲剥为主的治疗；然后根据病情需要，沿骨面对骨膜进行铲剥。

（四）臀中肌、臀小肌在髂骨的附着点

俯卧位操作，可分别在臀中肌髂骨外侧缘附着点定 3～5 个点。在其下方深部臀小肌髂骨附着点定 3～5 个点。

针刀刀刃与脊柱正中线平行，与臀部皮面成 90° 垂直进针，直达骨面，无需分层松解。到达骨面后，稍提起针刀，对附着其上的臀中肌、臀小肌附着点进行以切割、铲剥为主的治疗；然后根据病情需要，沿骨面对骨膜进行铲剥。

（五）腰方肌在髂嵴内唇附着点

操作见腰Ⅳ术式。

（六）背阔肌在髂嵴缘附着点

附着点位于腹内、外斜肌在髂嵴缘附着点的内侧，臀中肌附着点的上端。俯卧位操作，可定 1～2 个点。

针刀刀刃与脊柱正中线平行，与臀部皮面成 90° 垂直进针，直达骨面，无需分层松解。到达骨面后，稍提起针刀，对附着其上的背阔肌附着点进行以切割、铲剥为主的治疗；然后根据病情需要，沿骨面对骨膜进行铲剥。

（七）腹横肌在髂嵴缘附着点

该点附着于髂嵴前部的内唇，在腰方肌髂嵴附着点的外侧。俯卧位操作，可定 1 ～ 5 个点。

操作方法与腰方肌髂嵴附着点的针刀处理方案相同。参考上述操作即可。

（八）侧卧位针对臀中肌、臀小肌、阔筋膜张肌附着点的处理

臀中肌、臀小肌、阔筋膜张肌三组肌肉自髂嵴缘、髂骨向前止于股骨大转子的不同部位，在髂骨的前外侧附着区域。侧卧位更易于操作且治疗更彻底，可在双膝之间垫枕，使上述肌群尽量放松。

分别在髂嵴缘外侧（阔筋膜张肌附着点）、髂骨外侧（臀中肌、臀小肌附着点）、股骨大转子上面（臀中肌）、股骨大转子下方（阔筋膜张肌附着点）、股骨大转子前内侧（臀小肌附着点）各自定 1 ～ 3 个点。

针刀刀刃与股骨纵轴平行，刀体与皮面成90°垂直进针，直达骨面，无需分层松解。到达骨面后，稍提起针刀，对附着其上的以上诸肌附着点进行以切割、铲剥为主的治疗；然后根据病情需要，沿骨面对骨膜进行铲剥。

（九）可在仰卧位处理以下骨骼肌附着点

1. 髂前上棘　此处主要附着的是缝匠肌，偶有阔筋膜张肌附着，此处定一点即可。

针刀刀刃与股骨纵轴平行，刀体与皮面成90°垂直进针，直达骨面，无需分层松解。到达骨面后，稍提起针刀，对附着其上的以上诸肌附着点进行以切割、铲剥为主的治疗；然后根据病情需要，沿骨面对骨膜进行铲剥。

2. 腹股沟韧带　其外 1/3 附着的是腹横肌，外 1/2 附着的是腹内斜肌，且腹股沟韧带本身即为腹外斜肌的移行部，可分别定一点。

针刀刀刃与股骨纵轴平行，刀体与皮面成90°垂直进针，直达腹股沟韧带，无需分层松解。稍提起针刀，对附着其上的以上诸肌附着点进行以切割、松解为主的治疗。

治疗结束后，出针，无菌敷料覆盖。

该处正常操作，无血管神经损伤风险，毛细血管出血者，按压 1 ～ 2 分钟。

尸体讲解视频讲解：见视频 3-4-1。

视频 3-4-1

实体操作视频讲解：见视频 3-4-2（上）、3-4-2（中）、3-4-2（下）。

视频 3-4-2（上）

视频 3-4-2（中）

视频 3-4-2（下）

八、术式解

（一）术式来源

本术式来源于《宣蛰人软组织外科学》的"阔筋膜张肌、臀中肌、臀小肌切痕剥离术和髂嵴缘软组织切痕手术"，并根据针刀临床实际，有所调整。

（二）治疗靶点

相关骨骼肌对应在骨或者腹股沟韧带的附着点、骨膜。

（三）原理

针刀对骨膜的铲剥和骨骼肌腱端附着部位的切割与松解，可以直接破坏末梢神经、解除或者减轻软组织的痉挛、改善肌挛缩状态，还可以改善局部的微循环，促进无菌性炎症的吸收，缓解和彻底解决局部疼痛症状。同时，可以改善或解除肌痉挛、肌挛缩导致的向上、下、前、后的传导征象或者肌痉挛、肌挛缩刺激周围神经、血管、淋巴回流等引起的一系列症状（见适应证）。

（四）延展

1. 臀Ⅳ式是综合了《宣蛰人软组织外科学》的两个式式而成。之所以放在一起，一是因为治疗位置相近，二是因为附着在髂嵴缘的骨骼肌连接着骨盆、腰椎、股骨，与髂翼外三肌（臀中肌、臀小肌、阔筋膜张肌）共同完成臀腿的功能。损伤后不仅可以引起与髂翼外三肌损伤类似的临床症状，同时还更容易引发腰部的症状，而且此两大类骨骼肌群（附着在髂嵴缘骨骼肌和髂翼外三肌）多同时损伤，故放在一起讨论。

2. 臀Ⅳ术式的肌损伤，尤其是髂翼外三肌的损伤是大多数腰臀腿痛的病因，贯穿于疾病发生发展的全过程。虽然也有因臀大肌、骶棘肌损伤后引起的继发损伤，但大多数为原发损伤。损伤后，早期肌痉挛可以引发一系列症状如疼痛、麻木、无力以及对侧腰臀部症状甚至向上传导引起肩背部症状。肌紧张和代偿可以引起脊柱侧弯，由于肌肉本身没有发生实质性改变，所以当无菌性炎症解除后，侧弯可以自行恢复。但后期肌挛缩时，骨骼肌缺血、纤维化，导致形态学改变，此时即便是无菌性炎症解除，传导痛、麻木、无力等症状消失，侧弯亦无法完全恢复，需要进一步的治疗（如肌肉拉伸及中药养血柔筋等治疗方案）和恢复。

3. 臀Ⅳ术式的肌损伤可以向下引起臀腿症状，也可以向上传导引起腰背症状，还可以进一步引起肩胛骨上附着的冈下三肌损伤，继而引起颈Ⅵ术式中提及的症状。因此在顽固性肩痛、颈椎病的治疗中，不可忽略可能有本术式肌损伤的存在。若继发的冈下三肌损伤未形成顽固的损伤点，此时仅需本术式操作即可解除颈肩症状。但临床上，大多数病例需同时处理冈下三肌附着区域，这可能与来接受针刀治疗的患者的病程较长、病理改变较重有关。

4. 臀Ⅳ术式的肌损伤，还多合并大腿根部的软组织损伤，尤其对于久坐（过度屈髋）人群、有过大腿根部损伤的人群（舞蹈、杂技演员，足球运动员等容易有劈叉伤的群体）。两者互相影响，最终很难判断哪一个为原发损伤，常需同时处理。

5. 由于臀Ⅳ术式涉及的肌肉附着的位置较分散，检查压痛点和治疗时常需选择多种体位，已如前所述。需要注意的是，检查附着在髂外侧和股骨大转子上的髂翼外三肌时，应使该处肌肉彻底放松（采取侧卧、外展大腿体位）方能查得明确压痛点。在肌肉紧张的情况下无法准确查找，针刀治疗时虽然

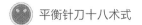

不必完全放松，但在双膝关节处垫枕会有助于操作。

6. 临床上极少情况可以见到冈下三肌损伤继发髂翼外三肌损伤，继而引起下肢症状、膝关节症状，本书在颈Ⅵ术式中有提及，可以参考。

九、臀Ⅳ术式为主的病例

姓名：黄某某　　　　性别：女　　　　年龄：68 岁

病案号：P1906230001　　职业：家庭妇女　　特殊爱好：无

初诊时间：2019 年 6 月 23 日

【主诉】　右膝关节疼痛 1 个月。

【现病史】　1 个月前因行走较多后引起右膝关节肿痛，以外侧疼痛为主，当时为刺痛感，走平路、上下楼痛，休息时肿胀加重。下蹲时不完全，站起困难。口服扶他林、氨基葡萄糖、关通舒胶囊、塞来昔布后胃部不适，且效果不明显。

20 年前，相同部位有疼痛史。

另诉反复头晕、头痛。

【专科体检】　腰椎三个试验（–），腰椎活动可。右膝关节轻度肿胀，局部皮温不高。

右髂翼外三肌压痛，右髌下脂肪垫，内收肌管、髂胫束压痛。右膝关节被动屈伸活动可。枕下肌群压痛。

【辅助检查】　外院 DR 提示：右膝关节及髌骨上下缘均见唇样骨质增生致密影，髁间嵴增生变尖，关节间隙略不等狭窄、其外侧关节面骨质硬化，其余未见特殊。

【传统诊断】

1. 右膝关节炎。

2. 眩晕。

3. 神经性头痛。

【平衡针刀诊断】

1. 右髂翼外三肌损伤。

2. 右髌下脂肪垫损伤。

3. 右腘肌损伤。

4. 枕下肌群损伤。

【治疗经过】

共做 2 次针刀治疗：

第一次：2019 年 6 月 23 日。臀Ⅳ术式 + 颈Ⅰ术式（视频 3-4-3）。

视频 3-4-3

第二次：2019 年 7 月 3 日。臀Ⅳ术式 + 颈Ⅰ术式 + 骨盆Ⅳ术式。

是否使用麻药及其他药物：无。

【疗效评估】　第一次治疗后：右膝关节疼痛稍缓解，下蹲仍不完全，但较前好转，蹲下后站起仍困难。头晕头痛基本消失。

第二次治疗后 1 周随访：头痛头晕未再发作，膝关节疼痛肿胀消失，蹲下后站起仍有困难，但较前缓解一半。可以完全下蹲。

因患者回老家居住，未再治疗。

半年后电话随访，症状持续好转并逐渐消失，疗效稳定。

针刀操作者：于洋。

【简析】　虽然患者主诉为膝关节痛，且影像学诊断也表明膝关节本身有病变，但患者被动屈曲膝关节并无明显障碍，其敏感压痛点主要分布在髂翼外三肌在髂骨的附着点。该患者是原发损伤（髂翼外三肌损伤）和继发损伤（膝关节髌下脂肪垫损伤）并存，但是以原发损伤为主的病理改变。

第一次治疗，针对原发损伤区域行针刀治疗，虽未完全解决症状，但有改善，此为原发损伤较重所致。第二次治疗继续沿用第一次治疗的术式，并

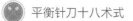

对膝关节局部进行了处理。最终疗效满意。

患者头晕、头痛是枕下肌群损伤所致，针刀治疗效果满意，不在此病例讨论，可以参考颈 I 术式相关内容。

需要说明两个问题：

1. 针刀治疗是针对骨骼肌附着点的切割、铲剥等治疗，不似手术刀般彻底切开，一次性治愈。但针刀治疗具有损伤小、修复快的优势。对于顽固型患者，常需多次治疗，方能彻底治愈。

2. 关于原发和继发损伤点的问题，需要灵活思辨，不可以刻板理解。临床上，在接受针刀治疗的患者群体中，两种损伤并存是更常见的情况。临床上应注意鉴别，并在疗效中判断两者的关系，在权衡中作出处理。

第四章

平衡针刀十八术式之骨盆术式

骨盆共四个术式，分别为：

骨盆Ⅰ术式：全称为内收肌群松解术或大腿根部软组织松解术；

骨盆Ⅱ术式：全称为耻骨弓软组织松解术；

骨盆Ⅲ术式：全称为耻骨联合上缘软组织松解术；

骨盆Ⅳ（其他）术式：全称为髌下脂肪垫松解术。

我们将分四个小节详加论述。

第一节　骨盆Ⅰ术式

一、概述

骨盆Ⅰ术式，全称为"内收肌群松解术或大腿根部软组织松解术"。采用针刀为工具，主要选择耻骨结节，耻骨上、下支，坐骨支，坐骨结节（前侧）等部位，针对骨膜及附着其上的软组织附着点进行以切割、铲剥为主要刀法的松解性治疗方案。

二、工具选择

根据患者体型、病情程度以及耐受性，选择Ⅰ型3号或者4号、刃宽在0.6～1.0mm之平刃针刀。

三、术前准备

（一）常规准备

见前。

（二）适应证

1. 大腿内侧痛，紧张感，髋关节活动障碍。

2. 股骨头坏死。

3. 腰骶、臀痛伴下肢传导痛。

4. 尾骨痛。

5. 膝关节痛、足跟痛、下肢内侧痛及感觉异常，足底麻木感。

6. 继发膝关节髌下脂肪垫损伤并出现"骨盆及其他术式Ⅳ"的一组临床症状。

7. 单侧或双侧小腹疼痛、排便异常。

8. 男性可以表现为前列腺炎的一系列症状。

9. 女性可以表现为痛经、月经不调、性交痛、盆腔炎等一系列临床症状。

10. 可继发颈肩背部肌群损伤，引发一系列颈肩部软组织损伤的症状。

（三）禁忌证

见前。

四、定点

耻骨结节、耻骨上支、耻骨下支、耻骨梳、坐骨支、坐骨结节。

体表定点模式图（图4-1-1）。

体表定点人体图（图4-1-2）。

五、与操作相关的解剖

（一）耻骨肌

1. 起点

（1）耻骨梳。

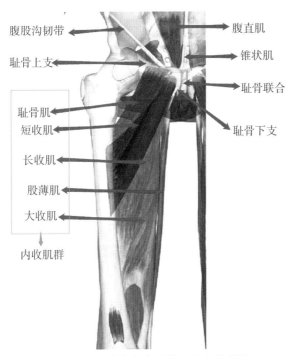

图 4-1-1 骨盆Ⅰ术式体表定点模式图

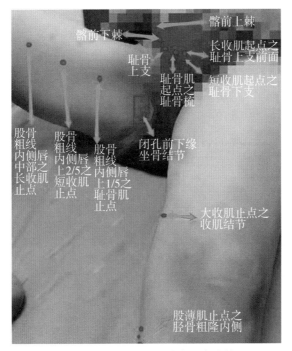

图 4-1-2 骨盆Ⅰ术式体表定点人体图

（2）耻骨上支。

2. 止点

（1）股骨的耻骨肌线。

（2）股骨后方的小转子下。

3. 作用

（1）屈髋。

（2）内收大腿。

（3）内旋大腿。

4. 血液供应　旋股内侧动脉的肌支。

5. 神经支配

（1）股神经（L3～L4）。

（2）闭孔神经（L2～L4）。

（二）长收肌

1. 起点　耻骨的前面，耻骨结节的下面。

2. 止点　股骨干中份，股骨粗线内侧唇。

3. 作用

（1）使大腿内收。

（2）使大腿屈曲。

（3）使大腿旋外。

4. 血液供应　股动脉的肌支。

5. 神经支配　闭孔神经（L2～L4）。

（三）短收肌

1. 起点　耻骨体和耻骨下支。

2. 止点　股骨粗线的上部。

3. 作用

（1）主要作用为使大腿内收。

（2）协助大腿屈曲。

（3）使大腿旋外。

4. 血液供应 股动脉的肌支。

5. 神经支配 闭孔神经（L2 ～ L4）。

（四）股薄肌

1. 起点 耻骨下支和耻骨体。

2. 止点

（1）胫骨粗隆的下内侧。

（2）鹅足腱。

3. 作用

（1）使大腿内收。

（2）屈膝。

（3）使小腿内旋。

4. 血液供应 闭孔动脉。

5. 神经支配 闭孔神经（L2 ～ L4）。

（五）大收肌

1. 起点

（1）前层纤维：耻骨下支。

（2）斜行纤维：坐骨支。

（3）后层纤维：坐骨结节。

2. 止点

（1）股骨粗线的上 1/3。

（2）收肌结节。

3. 作用

（1）使大腿内收。

（2）后层纤维可外旋和后伸大腿。

4. 血液供应 股深动脉的肌支。

5. 神经支配

（1）前层纤维：闭孔神经（L2 ～ L4）。

（2）后层纤维：坐骨神经和胫神经（L4 ～ L5）。

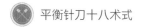

六、消毒及无菌操作

见前。

七、操作

（一）体位

仰卧位，患侧屈膝屈髋，使大腿外侧尽量紧贴床面，充分暴露操作区域，必要时备皮。

（二）操作步骤

严格按照四步进针法操作。

根据病情和压痛点检查所得，选择耻骨肌、长收肌、短收肌、股薄肌和大收肌骨盆的附着点及骨膜进行针刀治疗，其在股骨、胫骨的附着点不作为治疗重点介绍，如需治疗，可临时做局部松解即可。

1. 耻骨上支和耻骨梳　此处附着的是耻骨肌。可以定 1～3 个点。

首先在腹股沟韧带中点附近找到股动脉，外侧为股神经，内侧为股静脉，用笔标注，避免损伤。针刀刀刃与下肢纵轴平行，刀体与皮面成 90° 垂直进针刀，直达骨面。到达骨面后，沿骨面对骨膜进行铲剥，然后稍提起针刀，对耻骨肌在该处的附着点进行以铲剥、切割为主要刀法的操作。

2. 耻骨结节及耻骨的前面　此处附着的是长收肌，可以定 1～2 个点。

针刀刀刃与耻骨下支纵轴平行，刀体与皮面成 90° 垂直进针刀，直达骨面。到达骨面后，沿骨面对骨膜进行铲剥，然后稍提起针刀，对长收肌在该处的附着点进行以铲剥、切割为主要刀法的操作。

3. 耻骨体及耻骨下支　此处附着的是短收肌，可选 1～2 个点。

在上述长收肌的下方定点，针刀刀刃与耻骨下支纵轴平行，刀体与皮面成 90° 垂直进针刀，直达骨面。到达骨面后，沿骨面对骨膜进行铲剥，然后稍提起针刀，对短收肌在该处的附着点进行以铲剥、切割为主要刀法的操作。

4. 耻骨下支和耻骨体　此处附着的是股薄肌，可选 1～3 个点。

在上述短收肌的下方、大收肌附着点及坐骨结节的内上方定点，针刀刀刀与耻骨下支及耻骨体平行，刀体与皮面成 90° 垂直进针刀，直达骨面。到达骨面后，沿骨面对骨膜进行铲剥，然后稍提起针刀，对股薄肌在该处的附着点进行以铲剥、切割为主要刀法的操作。

5. 耻骨下支、坐骨支、坐骨结节 (前侧)　此处附着的是大收肌，可选 1～5 个点。

在上述股薄肌附着点的外下方区域定点，此处设计的区域较广。针刀刀刃分别与耻骨下支、坐骨支、坐骨结节纵轴平行，刀体与皮面成 90° 垂直进针刀，直达骨面。到达骨面后，沿骨面对骨膜进行铲剥，然后稍提起针刀，对大收肌在该处的附着点进行以铲剥、切割为主要刀法的操作。

治疗结束后，出针，无菌敷料覆盖。

该处正常操作，无血管神经损伤风险。毛细血管出血者，按压 1～2 分钟。

尸体讲视频讲解：见视频 4-1-1。

实体操作视频讲解：见视频 4-1-2。

视频 4-1-1

视频 4-1-2

八、术式解

（一）术式来源

本术式来源于《宣蛰人软组织外科学》的"单独的大腿根部软组织松解术"，并根据针刀临床实际使用，有所调整。

（二）治疗靶点

相关骨骼肌在骨的附着点、骨膜。

（三）原理

针刀对骨膜的铲剥、骨骼肌腱端附着部位的切割与松解，可以直接破坏末梢神经、解除或者减轻软组织的痉挛、改善肌挛缩状态，同时改善局部的微循环，促进无菌性炎症的吸收。缓解和彻底解决局部疼痛症状。同时，可以改善或解除肌痉挛、肌挛缩导致的向下、向后、向上（盆腔）的传导征象或者肌痉挛、肌挛缩刺激周围神经、血管、淋巴回流等引起的一系列症状（见适应证）。

（四）延展

1. 骨盆 I 术式涉及的肌肉群组损伤，在临床上非常常见，但常常被忽略。

主要是因为该术式的常见症状并不完全是局部的症状，除非像股骨头坏死、髋关节疼痛这一类比较明显的以局部疼痛来就诊的患者，我们通常会检查患者大腿根部的损伤点。其他如腰骶痛、尾骨痛等症状（见适应证），由于医生的认知不够，通常会被忽略。另外，该部位相对隐私，即便是医生有所怀疑，一般也不会在首诊时就处理该处，导致了遗漏。而该群组软组织损伤，很可能是贯穿腰腿痛疾患病程的始终。

2. 骨盆 I 术式涉及的肌肉群组损伤主要病因有两个：一是急性损伤后遗症，二是长期弯腰工作或者久坐，尤其是座位较低。

前者是因为内收肌群的急性损伤如运动或者练习体操等引起的大腿内侧拉伤、劈叉伤等，因急性期处理不得当导致后遗症（内收肌附着点的陈旧性损伤）；后者是因为该体位导致髋关节屈曲，较长时间的内收肌群缩短，与外侧伸肌群肌力不对称等因素造成内收肌群在骨的附着点的损伤。以上两种因素可以单独存在，也可以因后者诱发使前者加重。

3. 骨盆 I 术式涉及的肌肉群组损伤，多为原发性损伤，也有因腰臀部软组织损伤补偿调节所致，还有因本术式涉及的肌肉群组原发损伤继发的腰臀部软组织损伤。当疾病发展到一定阶段，很难分清原发或者继发损伤，常常需要同时处理。另外，本术式涉及的肌肉群组损伤可能是颈肩背疼痛、上腹部不适感的原发损伤点。因此在对患者的体检中，应尽可能不遗漏地有规律的检查压痛点的。

4. 传导痛的方向主要是沿大腿内侧—膝关节内侧—小腿内侧—踝关节内侧—足背内侧—大足趾方向传导。若病程较久，继发引起髋外侧肌群损伤，又可引起沿大腿外侧—膝关节外侧—小腿外侧—踝关节外侧—足背外侧—小足趾的传导路径。此时若只处理髋外侧肌群如髂翼外三肌、髂胫束等，虽然有效但不稳定，说明原发损伤点（内收肌群）的传导因素未消除，应一并处理。

5. 在体检时，应将"屈膝屈髋分腿试验"和"大腿根部压痛点检查"结合起来，如果前者阳性，即便后者压痛不明显，也只能说明该患者处于肌挛缩的稳定状态，无菌性炎症不重。但是肌挛缩的病理变化始终是隐患，应结合临床症状，予以适当处理。如果前者阴性，只有大腿根部的压痛点，说明患者处于肌痉挛和无菌性炎症期，大部分患者疼痛症状较明显，此时的治疗力度应较前者加大。

6. 操作层面：如果是双侧发病需要处理，可以双侧同时进行，也可以分别对单侧依次处理。在大腿后侧的不适症状的处理中，有时会忽略大收肌损伤因素，由于其附着在坐骨结节前下侧，需在仰卧位处理坐骨结节，方能缓解大腿后侧的症状。

7. 骨盆 I 术式是颈肩腰腿痛的一个基本式式，也是很重要的术式。但是由于常合并其他软组织的损伤，故常需配合其他术式操作。

九、骨盆 I 术式为主的病例

姓名：舒某某　　　　性别：女　　　　年龄：67 岁

病案号：P1908030001　职业：家庭妇女　特殊爱好：无

初诊时间：2019 年 8 月 3 日

【主诉】　腰痛伴右下肢痛 10 年，加重 2 个月余。

【现病史】　无外伤史。10 年前无诱因出现腰痛，伴右下肢疼痛，自行休息和外敷膏药治疗后缓解。但 10 年来反复发作疼痛，症状时轻时重，对生活影响不大，每次外敷膏药均可缓解。2 个月前出现腰痛（劳累后）伴右下肢外侧疼痛加重，经行外敷膏药等治疗，效果不明显。外院 MR：腰椎间盘突出。行针刺等治疗，无明显缓解。疼痛严重影响日常生活，遂来诊。

【专科体检】　腰椎生理曲度变浅，脊柱轻度侧弯。双侧腰椎旁叩击痛，右侧明显。右侧髂翼外三肌髂骨附着点压痛，右大腿根部压痛。右髂后上棘内侧缘骶棘肌附着处压痛。右侧屈髋屈膝外展距床面角度 40°（＋）。

腰椎三个试验（−），直腿弯腰指地距地面 50cm 左右，并引起腰背部疼痛和右下肢疼痛。

【辅助检查】 外院 MR：1. 腰椎退行性变。2. 腰 1/2、2/3、3/4 椎间盘膨出，腰 4/5 椎间盘膨出并突出，腰 5/ 骶 1 椎间盘突出。

【传统诊断】 腰椎间盘突出症。

【平衡针刀诊断】

1. 右骶棘肌损伤。

2. 右大腿根部软组织损伤。

3. 右髂翼外三肌损伤。

【治疗经过】

共做 3 次针刀治疗：

第一次：2019 年 8 月 3 日：腰Ⅰ术式 + 腰Ⅱ术式（视频 4-1-3）。

第二次：2019 年 8 月 10 日：臀Ⅳ术式。

第三次：2019 年 8 月 22 日：骨盆Ⅰ术式（视频 4-1-4）。

视频 4-1-3　　　　　视频 4-1-4

是否使用麻药及其他药物：无。

【疗效评估】

第一次治疗后：腰痛基本缓解，但未消失，仍感右下肢外侧疼痛，大腿前侧疼痛明显。

第二次治疗后：腰痛消失，右下肢外侧疼痛减轻，大腿前侧痛明显。

第三次治疗后：以上诸症明显缓解，残留大腿前侧轻微痛感，遇劳累和天气变化仍有不适，但可耐受，不需处理可自行缓解。后期回访为显效。患者满意。

针刀操作者：于洋。

【简析】 该病例病程较长，症状虽然不复杂，但肌损伤的部位较多，病情发展时间长，涉及多组骨骼肌损伤，已很难确定原发损伤部位，故选择多种术式，方取得满意疗效。

疼痛发作时，主要是无菌性炎症刺激、肌痉挛牵拉等。患者10余年前即有反复发作地腰痛病史，但未做针对性治疗，症状时轻时重是由于急性发作时虽有无菌性炎症的因素，但经休息、热敷等后，炎症部分吸收，疼痛缓解。由于未解决骨骼肌附着点的软组织损伤问题，其病理因素依然存在，导致每遇着凉、感冒、病毒感染及其他因素会反复发作，日久肌痉挛变为肌挛缩，而形成顽固性疼痛病例。

前两次治疗未处理大腿根部，虽然缓解了大部分症状，但大腿前侧症状突出。最后一次，行大腿根部软组织松解术后，症状明显缓解。说明其腰臀部的肌损伤和大腿根部肌损伤并存，如果第三次不处理大腿根部，患者症状反复的可能性会很大。

第二节　骨盆Ⅱ术式

一、概述

骨盆Ⅱ术式，全称为"耻骨弓软组织松解术"。采用针刀为工具，主要选择在耻骨弓内侧，针对骨膜及附着其上的部分盆底肌，进行以切割、铲剥为主要刀法的松解性治疗方案。

二、工具选择

根据患者体型、病情程度以及耐受性，选择Ⅰ型3号或者4号、刀宽在

0.6 ～ 1.0mm 之平刃针刀。

三、术前准备

（一）常规准备

见前。

（二）适应证

1. 男科、妇科功能性疾患。

2. 内脏及肛门下坠感、排便异常。

3. 顽固性腰骶痛。

（三）禁忌证

见前。

四、定点

耻骨下支、坐骨支、坐骨棘、耻骨弓、坐骨结节。

体表定点模式图（图 4-2-1）。

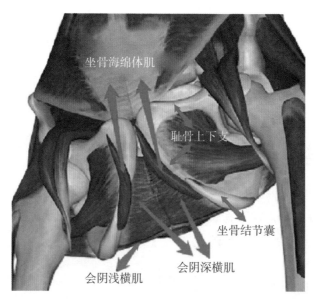

图 4-2-1　骨盆 Ⅱ 术式体表定点模式图

体表定点人体图（图 4-2-2）。

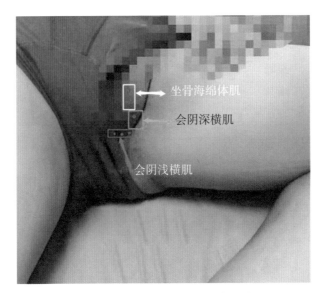

坐骨海绵体肌

会阴深横肌

会阴浅横肌

图 4-2-2 骨盆Ⅱ术式体表定点人体图

五、与操作相关的解剖

（一）肛提肌

由髂尾肌、耻骨直肠肌和耻尾肌组成。

1. 起点 耻骨。

2. 止点

（1）直肠和肛门（耻骨直肠部）。

（2）坐骨棘（髂尾部）。

（3）尾骨内侧面（耻尾部）。

3. 作用

（1）挤压直肠。

（2）帮助排便。

（3）上提肛门。

（4）支持盆腔内脏器。

4. 血液供应 阴部动脉。

5.神经支配　骶神经。

（二）会阴浅横肌

1.起点　坐骨支下缘。

2.止点　会阴中心腱。

3.作用

（1）辅助上提尿道肌，促进排便（女性）。

（2）在会阴的中央固定会阴体。

4.血液供应　会阴横动脉。

5.神经支配　会阴部神经。

（三）会阴深横肌

1.起点　坐骨支。

2.止点　部分纤维止于会阴中心腱。

3.作用

（1）固定会阴体（会阴中心肌腱）。

（2）支撑骨盆底。

（3）协同射精和最后排净尿液。

4.血液供应　会阴动脉。

5.神经支配　阴部神经。

（四）尿道括约肌（男性）

1.起点　两侧耻骨弓。

2.止点　环绕尿道腹侧。

3.作用　防止射精期间精液回流到膀胱。

4.血液供应　会阴动脉。

5.神经支配

（1）在上部：接受会阴部神经会阴支的支配。

（2）在下部：接受骶丛和盆内脏神经的直接分支的支配。

（五）尿道收缩肌（存在于女性）

1.起点　坐骨、耻骨支。

2. 止点　阴道下壁。

3. 作用　延长和压迫尿道膜部，有助于对尿的节制。

4. 血液供应　会阴动脉。

5. 神经支配　阴部神经。

（六）坐骨海绵体肌

1. 起点　坐骨结节。

2. 止点　阴茎（阴蒂）脚侧面和下面。

3. 作用　协助球海绵体肌。

（1）男性：有助于排空尿道。

（2）女性：有助于紧缩阴道。

4. 血液供应　来自会阴动脉的阴唇后动脉或阴茎背动脉。

5. 神经支配　阴部神经。

（七）坐骨尾骨肌

1. 起点　骶棘韧带和坐骨棘。

2. 止点　尾骨外侧缘和邻近的骶骨缘。

3. 作用　排便后将尾骨拉向前方，关闭骨盆出口的后半部分。

4. 血液供应　骶动脉。

5. 神经支配　骶神经。

六、消毒及无菌操作

见前。

七、操作

（一）体位

除了坐骨棘的操作需要俯卧位外，其他部位操作均采取仰卧位，患侧屈膝屈髋，使大腿外侧尽量紧贴床面，充分暴露操作区域，必要时备皮。

（二）操作步骤

严格按照四步进针法操作。

根据病情和压痛点检查所得，选择肛提肌、会阴浅横肌、会阴深横肌、尿道括约肌（男）、尿道收缩肌（女）、坐骨海绵体肌、坐骨尾骨肌在相应的附着点及骨膜进行针刀治疗。

1. 坐骨棘　此处附着有肛提肌、坐骨尾骨肌，可以选择 2～3 个点。操作见臀Ⅲ术式之坐骨棘针刀操作部分。。

2. 坐骨支　此处附着的是会阴浅横肌和会阴深横肌和一部分尿道收缩肌（女），可选 1～3 个点。

针刀刀刃与坐骨支纵轴平行，刀体与皮面成 90° 垂直进针刀，针刀达骨面后，再稍提起针刀，刀口倾斜，紧贴骨面的内侧缘，对附着在骨面的上述肌肉进行松解。

3. 耻骨下支　此处附着的是尿道收缩肌（女）和尿道括约肌（男），可定 2～4 个点。

针刀刀刃与耻骨下支轴平行，刀体与皮面成 90° 垂直进针刀，针刀达骨面后，再稍提起针刀，刀口倾斜，紧贴骨面的内侧缘，对附着在骨面的上述肌肉进行松解。

4. 坐骨结节　此处附着的是坐骨海绵体肌，可定 1～3 个点。

针刀刀刃与坐骨结节纵轴平行，刀体与皮面成 90° 垂直进针刀，针刀达骨面后，再稍提起针刀，刀口倾斜，紧贴骨面的内侧缘，对附着在骨面的上述肌肉进行松解。

治疗结束后，出针，无菌敷料覆盖。

该处正常操作，无血管神经损伤风险。毛细血管出血者，按压 1～2 分钟。

尸体视频讲解：见视频 4-2-1。

实体操作视频讲解：见视频 4-2-2。

视频 4-2-1

视频 4-2-2

八、术式解

（一）术式来源

本术式来源于《宣蛰人软组织外科学》的"单独的耻骨弓软组织松解术"，并根据针刀临床实际，有所调整。

（二）治疗靶点

相关骨骼肌在骨的附着点。

（三）原理

针刀对骨膜的铲剥、骨骼肌腱端附着部位的切割与松解，可以直接破坏末梢神经、解除或者减轻软组织的痉挛、改善肌挛缩状态；改善局部的微循环，促进无菌性炎症的吸收，缓解和彻底解决局部疼痛症状。同时，可以改善或解除肌痉挛、肌挛缩导致的传导征象或者肌痉挛、肌挛缩刺激周围神经、血管、淋巴回流等引起的一系列症状（见适应证）。

（四）延展

1. 骨盆Ⅱ术式涉及的肌肉群组损伤引起的症状，虽然主要涉及男性病、妇科病、泌尿系统症状，但也有相当多的病例是因为顽固性腰骶痛来就诊，尤其多见于女性患者。常伴有盆腔痛、性交痛、漏尿、下坠感等症状。多数患者会有意无意地遗漏以上症状的描述，加之医生认知和其他因素，故腰骶部顽固性疼痛患者容易漏诊或导致疾病久治不愈。

2. 单独的耻骨弓软组织损伤引起的腰骶痛，可能来源于两方面因素：一是骨骼肌附着点的无菌性炎症引起的痉挛以及由此引起的传导痛；二是长期的肌痉挛导致盆前内部血液循环、淋巴代谢等异常引起的次生损伤如水肿、炎症等诱发的刺激性症状，临床特点是以腰骶部疼痛为主，大多数无明显的下肢放射痛，或者有不典型的下肢传导痛。在静止时疼痛更为明显。

3. 盆底治疗针对骨盆Ⅱ术式的适应证有良好的效果，但对部分顽固性病例疗效不佳，原因可能是盆底治疗放松了肌痉挛，改善了血液循环、淋巴回流等，但没有解除骨骼肌附着点的无菌性炎症，导致部分病例反复发作。

4. 腰骶痛的病因常和久坐、屈髋肌挛缩、产后感受风寒湿邪以及房事不节（洁）有关。一旦形成顽固性病灶，即使改变以上习惯，也很难自行纠正。

5. 操作上，紧贴骨面操作无风险，应严格控制刀刃在骨面上对附着的骨骼肌进行治疗，防止误伤。根据患者具体情况，可双侧同时操作也可分别对单侧操作。

6. 腰骶痛患者常需配合其他术式。男性病、妇科病患者常需配合骶尾骨边缘骨面的松解治疗，八髎穴的针刀松解或者针刺刺激，阴部神经的刺激以及火针、温灸等温通类的治疗。

九、骨盆Ⅱ术式为主的病例

姓名：连某某　　　　性别：女　　　　年龄：42 岁
病案号：P1910160009　职业：行政人员　特殊爱好：无
初诊时间：2019 年 10 月 17 日

【主诉】 腰痛 10 余年加重伴漏尿 3 年。

【现病史】 无外伤史。10 余年前无诱因出现腰痛，无明显下肢放射痛，腰痛以钝痛为主，平时静止时症状更明显，但劳累后明显加重，曾口服中西药物治疗，效果不显著。外院诊断：腰椎间盘突出症。行物理治疗效果不明显，症状时轻时重。3 年前，剖腹产生育一女孩，后腰痛症状逐渐加重，并伴有漏尿，用力咳嗽、疾跑时加重，曾行盆底治疗、中药治疗，效果不显著。

【专科体检】 腰椎生理曲度变浅，脊柱外观无侧弯等畸形。双侧腰椎旁叩击痛，右侧明显。双侧腰椎横突、髂嵴缘、坐骨棘、坐骨结节、耻骨下支压痛明显。

腰椎三个试验（－），直腿弯腰指地距地面 30cm（－）左右，双侧屈髋屈膝外展试验，距床面角度 30°（＋），并引起双侧大腿内侧疼痛及腰骶痛。

【辅助检查】 外院 MR：1. 腰椎退行性变。 2. 腰椎间盘突出。

【传统诊断】 1. 腰椎间盘突出症。2. 张力性尿失禁。

【平衡针刀诊断】

1. 耻骨弓软组织损伤。

2. 骶棘肌损伤。

3. 内收肌群损伤。

【治疗经过】

共做 3 次针刀治疗：

第一次：2019 年 10 月 17 日：骨盆Ⅱ + 腰Ⅰ术式。

第二次：2019 年 10 月 24 日：骨盆Ⅰ术式。

第三次：2019 年 11 月 4 日：腰Ⅰ + 腰Ⅱ术式。

以上治疗视频（略）。

是否使用麻药及其他药物：无。

【疗效评估】

第一次治疗后：漏尿症状明显缓解，腰痛稍缓解，但未消失，夜间尤甚。

第二次治疗后：腰痛明显缓解，漏尿症状轻微。

第三次治疗后：漏尿症状消失，随访至今无复发。腰痛明显缓解，但患者工作强度较大，劳累后仍有腰痛，但发作次数、腰痛程度明显减轻。

针刀操作者：于洋。

【简析】　单纯的耻骨弓软组织损伤引起的"漏尿"。临床验证，针刀治疗效果满意。该患者腰痛的因素较多，耻骨弓软组织损伤并不是唯一因素。其骶棘肌多处的附着点均有损伤，故对于腰骶痛患者而言，大部分患者病情较复杂，并非单一一个术式可以解决问题。

第三节　骨盆Ⅲ术式

一、概述

骨盆Ⅲ术式，全称为"耻骨联合上缘软组织松解术"。采用针刀为工具，主要选择在耻骨联合上缘，针对骨膜及附着其上的腹直肌、棱锥肌进行以切割、铲剥为主要刀法的松解性治疗方案。

二、工具选择

根据患者体型、病情程度以及耐受性，选择Ⅰ型4号、刃宽在0.6～1.0mm之平刃针刀。

三、术前准备

（一）常规准备

见前。

（二）适应证

1. 顽固性腰骶疼痛。

2. 胃胀胃痛、便秘或腹泻、小腹发冷及不适。

3. 胸部或乳房胀痛、痛经或者月经不调等月经病。

4. 小便异常如尿频、尿急、尿痛而无化脓性炎症者。

（三）禁忌证

见前。

四、定点

耻骨联合、耻骨上支、耻骨梳。

体表定点模式图（图4-3-1）。

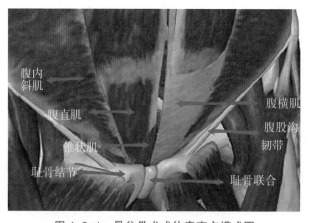

图4-3-1　骨盆Ⅲ术式体表定点模式图

体表定点人体图（图4-3-2）（此图来源于《宣蛰人软组织外科学》）。

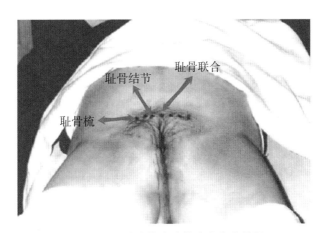

图4-3-2 骨盆Ⅲ术式体表定点人体图

五、与操作相关的解剖

（一）腹直肌

1. 起点 第5～7肋软骨的前面和剑突。

2. 止点

（1）耻骨上缘。

（2）耻骨联合。

3. 作用

（1）弯曲脊柱。

（2）帮助维持腹内压。

（3）协助呼吸。

4. 血液供应

（1）腹壁上动脉。

（2）腹壁下动脉。

5. 神经支配 肋间神经（T6～T10）。

（二）棱锥肌（锥状肌）

1. 起点 耻骨上支。

2. 止点　白线。

3. 作用　维持和增加腹内压。

4. 血液供应　腹壁下动脉。

5. 神经支配　肋下神经。

六、消毒及无菌操作

见前。

七、操作

（一）体位

仰卧位，必要时备皮。

（二）操作步骤

严格按照四步进针法操作。

根据病情和压痛点检查所得，选择腹直肌和棱锥肌在相应的附着点及骨膜进行针刀治疗。

1. **耻骨联合及耻骨上缘**　此处附着的是腹直肌。耻骨联合定一点，耻骨上缘两侧各定 1～2 个点。

（1）耻骨联合：针刀刀刃与前正中线平行，刀体与皮面成 90° 垂直进针刀，针刀达到耻骨联合的纤维软骨后，再稍提起针刀，对附着其上的腹直肌进行松解、切割、铲剥为主的治疗。

（2）耻骨上缘：针刀刀刃与前正中线平行，刀体与皮面成 90° 垂直进针刀，针刀达到耻骨上缘骨面后，再稍提起针刀，对附着其上的腹直肌进行松解、切割、铲剥为主的治疗，必要时对骨膜进行铲剥治疗。

2. **耻骨上支**　此处附着的是棱锥肌，可以在左右各定 1 个点。

针刀刀刃与前正中线平行，刀体与皮面成 90° 垂直进针刀，针刀达耻骨上支骨面后，再稍提起针刀，对附着其上的棱锥肌进行松解、切割、铲剥为主的治疗，必要时对骨膜进行铲剥治疗。

治疗结束后，出针，无菌敷料覆盖。

该处正常操作，无血管神经损伤风险，毛细血管出血者，按压 1 ～ 2 分钟。注意精索的位置，不要造成误伤。

尸体视频讲解：见视频 4-3-1。

实体操作视频讲解：见视频 4-3-2。

视频 4-3-1　　　　　视频 4-3-2

八、术式解

（一）术式来源

骨盆Ⅲ术式来源于《宣蛰人软组织外科学》的"单独的耻骨联合上缘软组织松解术"，并根据针刀临床实际使用，有所调整。

（二）治疗靶点

相关骨骼肌在骨的附着点。

（三）原理

针刀对骨膜的铲剥、骨骼肌腱端附着部位的切割与松解，可以直接破坏末梢神经、解除或者减轻软组织的痉挛、改善肌挛缩状态，还可以改善局部的微循环，促进无菌性炎症的吸收，缓解和彻底解决局部疼痛症状。同时，可以改善或解除肌痉挛、肌挛缩导致的向上、向下、向后的传导征象或者肌痉挛、肌挛缩刺激周围神经、血管、淋巴回流等引起的一系列症状（见适应证）。

（四）延展

1. 骨盆Ⅲ术式涉及的肌肉群组损伤引起的症状多见于女性，尤其是剖宫产后的女性患者。由于腹直肌损伤后愈合欠佳或者形成较大的瘢痕，形成肌挛缩，致使其在骨的附着区域反复牵拉，形成无菌性炎症进一步加重了肌挛缩。

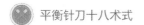

对于这一类患者，既要处理附着点的损伤，同时也要处理肌腹的瘢痕处。

2. 原发性腰臀部的损伤是因为久坐，屈髋肌紧张导致的局部损伤，或者因腰臀肌损伤导致的继发损伤。此类损伤，多只需处理骨骼肌附着点即可，其腹直肌的局部痉挛不需特殊处理。

3. 骨盆Ⅲ术式涉及的肌肉群组伤害引起的症状以胸部、上腹部、盆腔症状为多见，少数见于顽固的腰骶疼痛患者。此时大多数患者并存腰背部的伸肌群损伤，需同时处理。

九、骨盆Ⅲ术式为主的病例

姓名：李某某　　　　　性别：女　　　　　年龄：37 岁

病案号：P1812190001　　职业：行政办公　　特殊爱好：无

初诊时间：2019 年 6 月 13 日

【主诉】　腰臀部疼痛 3 年，加重 1 个月。

【现病史】　无外伤史，患者自诉 3 年前无明显诱因出现腰臀疼痛，疼痛感以酸痛为主，常于久坐后发作，严重时牵扯至后背部酸痛，经外院按摩理疗后有所缓解。1 年前因长期久坐伏案工作后疼痛加重，呈刺痛感，严重时出现臀部、大腿部麻木感，拍摄 X 线片后显示：未见明显异常。遂以保守治疗为主，每日针灸推拿外敷膏药理疗，一周后症状缓解。近 1 个月因连续加班工作诱发腰部疼痛再次加重，活动后稍有缓解，但影响正常起居活动，为求彻底治疗，遂前来求诊。

【专科体检】　腰椎生理曲度变浅，脊柱外观无侧弯等畸形。双侧腰椎旁叩击痛。双侧腰椎横突、髂嵴缘、髂翼外三肌髂骨外侧附着点压痛。耻骨联合上缘、耻骨上支压痛。

腰椎三个试验（－），直腿弯腰指地距地面 30cm（－）左右，双侧屈髋屈膝外展试验（－）。

【辅助检查】　外院 X 线摄片：未见明显异常。

【传统诊断】　腰肌劳损。

【平衡针刀诊断】

1. 耻骨联合上缘软组织损伤。

2. 骶棘肌损伤。

3. 髂翼外三肌损伤。

【治疗经过】

共做 2 次针刀治疗：

第一次：2019 年 6 月 13 日：腰 I 术式 + 臀 IV 术式。

第二次：2019 年 6 月 21 日：骨盆 III 术式。

以上治疗视频（略）。

是否使用麻药及其他药物：无。

【疗效评估】

第一次治疗后：腰痛缓解不明显，尤其是以久坐后明显。

第二次治疗后：症状明显缓解，观察 1 个月后，症状消失，随访至今无复发。

针刀操作者：于洋。

【简析】 该患者初诊时针刀治疗忽略了腹部因素，只针对继发的腰背部肌痉挛进行了处理，虽有效但很短暂。复诊时，在耻骨联合上缘仔细查找寻得强压痛点，经针刀治疗，收效迅速且持久。

针刀治疗，如果治疗位置正确，患者的临床效果是明确的。如果治疗有效但旋即复发，多是因为没有处理原发损伤点，因传导痛因素一直存在而导致，需要临床医生仔细体检，熟练掌握 89 组压痛点。

第四节　骨盆 IV（其他）术式

一、概述

骨盆 IV（其他）术式，全称为"髌下脂肪垫松解术"。采用针刀为工具，主要选择在髌尖粗面，针对髌下脂肪垫附着区域，进行以切割、铲剥为主要

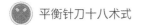

刀法的松解性治疗方案。

二、工具选择

根据患者体型、病情程度以及耐受性，选择Ⅰ型4号、刃宽在0.6～1.0mm之平刃针刀。

三、术前准备

（一）常规准备

见前。

（二）适应证

1. 膝关节疼痛，上下楼加重，尤其是以下楼痛加重明显者；见于部分胫骨结节骨骺炎患者。

2. 膝关节肿胀、积液（非化脓性感染）。

3. 膝关节怕冷、打软腿、弹响。

4. 大腿前侧疼痛、酸胀、不适感。

5. 小腿前侧、足背疼痛、麻木。

6. 腘窝、小腿后侧痛，小腿抽搐、足跟痛、足底麻木、不宁腿综合征等。

（三）禁忌证

见前。

四、定点

髌骨、髌尖、髌韧带、髌下脂肪垫、翼状皱襞。

体表定点模式图（图4-4-1）。

体表定点人体图（图4-4-2）。

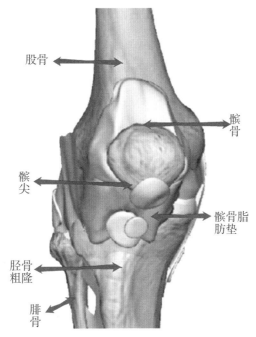

图 4-4-1 骨盆其他术式体表定点模式图

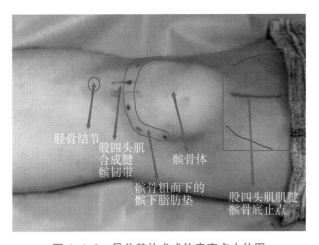

图 4-4-2 骨盆其他术式体表定点人体图

五、与操作相关的解剖

（一）概述

位于膝前区，女性比男性略丰满。呈三角形，有向关节冲入的趋势。

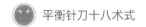

（二）分布区域

1. 充填于髌韧带之后，股骨与胫骨的间隙内，后界为胫骨关节间隙。位居膝前滑膜囊之外，呈三角形。

2. 脂肪垫向两侧延伸，逐渐变薄，超出髌骨两侧缘约 10mm。

3. 在髌骨两侧向上延伸，形成翼状皱襞。

4. 与股骨、胫骨、半月板相邻。

（三）作用

1. 衬垫作用

（1）屈膝时膝关节腔前方空虚，脂肪垫被吸入而充填空隙。

（2）当股四头肌强力收缩时，脂肪垫内压升高，可以遏制关节过伸。

2. 润滑关节，防止摩擦。

3. 刺激并能吸收震荡。

（四）血液供应及神经支配

脂肪垫内有丰富的血管神经丛。

六、消毒及无菌操作

见前。

七、操作

（一）体位

仰卧位，患膝尽量伸直。

（二）操作步骤

严格按照四步进针法操作。

根据病情和压痛点检查所得，选择髌下脂肪垫在髌尖下粗面、髌韧带下方、髌骨两侧的覆盖区域进行针刀治疗。

1. 髌尖下粗面　在髌尖下缘及旁开 2cm 处的髌骨下缘各定一点，共 3 点。

术者先以押手向患者远心端推髌骨，使髌骨尖尽量翘起，显露髌尖。针刀刀刃与下肢纵轴垂直，与髌尖粗面骨面平行刺入皮肤，直达髌尖、髌骨下缘骨面下。然后刀刃向斜上方寻找骨面，在骨面对髌下脂肪垫附着区域进行切割、铲剥、通透为主的松解治疗。

2. 髌韧带下方　在膝关节伸直位时，髌下脂肪垫被挤出间隙至髌韧带的下方。可在髌韧带中点及两侧边缘部位各定一点，共3点。

针刀刀刃与下肢纵轴平行，刀体与皮面成90°垂直进针刀，针刀直达髌韧带下方，有落空感后，稍提起针刀，针刀分别向左、右、中间倾斜，在髌韧带的基底部进行松解、切割、通透为主的治疗。

3. 髌骨两侧　髌下脂肪垫宽度超出髌骨边缘各1cm左右，并在髌骨两侧向上延伸，形成翼状皱襞。可在髌骨两侧骨缘各定2个点，共4个点。

针刀刀刃与下肢纵轴平行，沿髌骨边缘骨面，与皮面成130°，刀体向髌骨中线倾斜进针刀，针对髌骨下面、侧面的髌下脂肪垫、翼状皱襞进行切割、铲剥、通透为主的松解治疗。

治疗结束后，出针，无菌敷料覆盖。

该处正常操作，无血管神经损伤风险，毛细血管出血者，按压1～2分钟。

尸体视频讲解：见视频4-4-1。

视频4-4-1

实体操作视频讲解：见视频4-4-2（上）、4-4-2（中）、4-4-2（下）。

视频4-4-2（上）

视频4-4-2（中）

视频4-4-2（下）

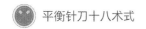

八、术式解

（一）术式来源

本术式来源于《宣蛰人软组织外科学》的"单独的髌下脂肪垫松解术"，并根据针刀临床实际，有所调整。

（二）治疗靶点

髌下脂肪垫覆盖区域。

（三）原理

针刀对髌下脂肪垫的剥离、通透治疗，可以直接破坏末梢神经、促进无菌性炎症的吸收、改善局部的微循环、解除或者减轻髌下脂肪垫的痉挛或者挛缩状态，减轻甚至解除疼痛。进行通透剥离治疗，可以改善脂肪组织的缺血状态，减轻由此引发的一系列功能改变。同时，可以改善由于髌下脂肪垫挛缩诱发的向上、下、后传导而引起的一系列征象（见适应证）。

（四）延展

1. 骨盆Ⅳ（其他）术式处理的髌下脂肪垫是含有丰富血运和神经末梢的脂肪组织。虽然部位不在脊柱和骨盆，但我们把它放在骨盆术式里讨论，这是因为：①膝关节髌下脂肪垫损伤是引发膝关节疼痛等一系列症状的重要发病因素。临床上有相当一部分患者，处理髌下脂肪垫后，远期疗效并不理想，这主要是因为此处仅为继发性损伤点，其原发性损伤点不在此处。②除非是局部急性外伤，否则绝大多数的劳损性的膝关节疾患都和脊柱、骨盆附着的肌群损伤有关。故而治疗膝关节疾患，原发性损伤部位应考虑膝关节以外的因素，尤其是骨盆的因素。③临床上常见的腰腿痛患者，在疾病的后期表现为小腿、足背、足底等症状，既往多从腰椎发出的神经分布区域思考和治疗，临床上多见效甚微。此类患者很多包含髌下脂肪垫的问题，甚至髌下脂肪垫的损伤贯穿了整个患者发病的始终，却很容易被漏诊。④不论是原发还是继发损伤，损伤的髌下脂肪垫向上、下、后传导可以引起诸多症状（见适应证）；有的症状很容易被诊断为腰部疾患（如大腿前侧痛、小腿后侧痛）；有的症状分散，很难想到是髌下脂肪垫的问题（如足跟痛）。故把该术式放在骨盆术式这里讨论，意在提醒大家治疗腰腿痛的患者或者治疗其他疾病的时候，应重视该处的疾患，不要忘记这一重要因素。

2. 部分患者在做髌尖粗面压痛点检查时，由于髌下脂肪垫严重挛缩，或无法推动髌骨，或推动时患者即有难以忍受的疼痛、伴有弹响，此即为阳性体征，无需再在髌尖粗面寻找压痛点。

3. 久坐引发的腰、臀、大腿根部软组织损伤是继发髌下脂肪垫损伤的重要原发因素，再加上生活、工作环境、习惯的改变，如贪凉（在空调房内着短裙短裤）、过度运动（超负荷的爬山、负重、深蹲、跑步等）等，造成膝关节原发髌下脂肪垫损伤日益增加。这就要求我们根据患者的职业、生活工作状态、特殊爱好以及症状、体征，尤其是按照89组压痛点分布规律仔细查找压痛点，做出正确判断，以对原发损伤区域和继发损伤区域做出治疗。

4. 髌下脂肪垫针刀治疗后，若患者未能减少走路、上下楼等运动，可导致短暂疼痛加重，但不影响远期效果。应对患者进行正确的运动教育。

5. 对于腘窝囊肿患者来说，骨盆Ⅳ（其他）术式是常用术式，单独使用，通常可以解决膝关节疼痛症状，减轻下蹲障碍、减小囊肿范围。若要彻底解决后两个症状，通常还需配合其他术式（如臀Ⅲ术式、颈Ⅵ术式等）。

九、骨盆Ⅳ（其他）术式为主的病例

姓名：付某某 　　　　性别：男 　　　　年龄：67岁

病案号：P190407 　　　职业：退休 　　　特殊爱好：无

初诊时间：2019年4月7日

【主诉】 左下肢前侧痛10余日。

【现病史】 无外伤史，患者自诉10余日前，因外出旅游，走路过多，加上爬山，后出现左小腿前侧痛，未予重视，回深圳后经休息小腿症状基本消失，但出现大腿前侧疼痛，以酸痛为主，经局部按摩、热敷等效果不显，外院检查后诊断：腰椎间盘突出症，未做治疗，来诊。

【专科体检】 左下肢外观无畸形，腰椎生理曲度正常，脊柱外观无侧弯

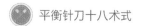

等畸形。双侧腰椎旁无明显叩击痛。左耻骨结节压痛，左髌下脂肪垫压痛(++)。腰椎三个试验（ - ）。

【辅助检查】 外院腰椎 CT：L4/L5 椎间盘突出。

【传统诊断】 腰椎间盘突出症。

【平衡针刀诊断】 左髌下脂肪垫损伤。

【治疗经过】

共做 1 次针刀治疗：

2019 年 4 月 7 日：骨盆Ⅳ（其他）术式（视频 4-4-3 ）。

视频 4-4-3

是否使用麻药及其他药物：无。

【疗效评估】 第一次治疗后：第二天反馈，症状消失。患者与笔者比较熟悉，近期随访无复发。

针刀操作者：于洋。

【简析】该患者有明确的诱因（久行），检查时髌尖下粗面（髌下脂肪垫）压痛呈强阳性，虽可能有原发损伤点（内收肌群损伤），但局部问题是急需解决的，故本次治疗主要解决髌下脂肪垫问题，内收肌群问题只处理了耻骨结节明显压痛点一个部位，远期效果理想，遂未作进一步处理。

患者有大腿前侧痛，医者多考虑腰或者大腿前侧肌群损伤。但此例患者结合病史及体检所得，诊断是由于髌下脂肪垫损伤向上传导引起的传导痛，治疗效果也证明了该诊断。髌下脂肪垫损伤可以引起诸多膝关节外的症状，在临床上很常见，但也很容易忽略。

从该病例的诊疗经过看，不能完全排除内收肌群损伤的诊断。如果不做耻骨结节的针刀治疗，是否可以取得同样的效果？这确实是一个难以回答的问题。但从该患者的发病诱因（久行）、既往病史（无腰腿痛病史）综合判断，主要诊断为"髌下脂肪垫损伤"是确切的。根据"只对耻骨结节一个压痛点仅仅处理了一次，就未再发生任何颈肩腰腿痛症状"这一事实看，其内收肌群的损伤并不严重，或者起码不是本次发病的主要矛盾。

第五章

平衡针刀十八术式之颈部术式

颈部共六个术式，分别为：

颈 I 术式：全称为枕下肌群松解术；

颈 II 术式：全称为斜方肌松解术；

颈 III 术式：全称为颈深层肌松解术；

颈 IV 术式：全称为背伸肌群松解术；

颈 V 术式：全称为锁骨上窝软组织松解术；

颈 VI 术式：全称为冈下三肌肩胛骨附着点松解术。

我们将分六个小节详加论述。

第一节　颈 I 术式

一、概述

颈 I 术式，全称为"枕下肌群松解术"。采用针刀为工具，针对枕下（包括部分枕后、枕骨侧面）主要肌群在骨的附着点进行以切割、铲剥等为主要刀法的松解性治疗方案。

二、工具选择

根据患者体型、病情程度以及耐受性，一般选择 I 型 4 号、刃宽在 0.6 ～ 1.0mm 之平刃针刀。

三、术前准备

（一）常规准备

见前。

（二）适应证

1. 头、颈、背部疼痛。

2. 头晕（包括眩晕、头部不清醒感、脑鸣）。

3. 不明原因的心慌、胸闷、血压不稳、心率及心律失常、出汗异常、失眠、皮肤病等交感神经异常表现的症状，排除器质性病变。

4. 头面五官症状：面肌痉挛、面瘫、三叉神经痛、眶上神经痛、视物不清、飞蚊症、过敏性鼻炎、灼口综合征、耳鸣等无器质性病变等。

5. 足跟痛、腰背痛（少见）。

6. 其他疾病或者症状在该处有压痛者。

（三）禁忌证

见前。

四、定点

枕外隆突、枕骨上项线、枕骨下项线、颞骨乳突、C1 横突、颞窝、项平面、C2 棘突等。

体表定点模式图（图 5-1-1）。

体表定点人体图（图 5-1-2）。

五、与操作相关的解剖

并非狭义的枕下肌群的四块小肌肉，还包含了枕下、枕后、枕侧的肌群。

（一）枕下肌群

1. 头下斜肌

（1）起点：枢椎棘突（第 2 颈椎）。

（2）止点：寰椎横突（第 1 颈椎）。

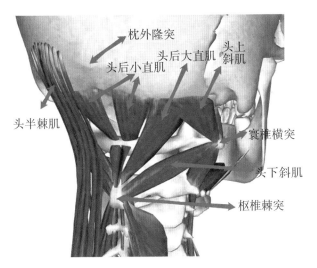

图 5-1-1　颈丨术式体表定点模式图

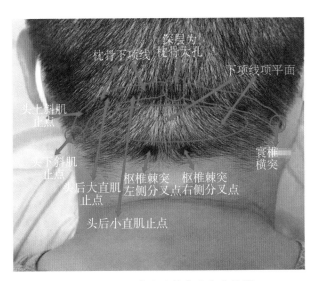

图 5-1-2　颈丨术式体表定点人体图

（3）作用：使头旋转至对侧。

（4）血液供应：椎动脉的肌支。

（5）神经支配：枕下神经（第一颈神经的后支）。

2. 头上斜肌

（1）起点：寰椎横突（第 1 颈椎）。

（2）止点：枕骨下项线的上下。

（3）作用：①双侧收缩可使头后伸；②单侧收缩可使头向对侧屈。

（4）血液供应：椎动脉的肌支。

（5）神经支配：枕下神经（第一颈神经的后支）。

3. 头后大直肌

（1）起点：枢椎棘突（第2颈椎棘突）。

（2）止点：枕骨的下项线（头后小直肌的外侧）。

（3）作用：①双侧同进收缩，使头后仰；②一侧收缩，使头向同侧旋转

（4）血液供应：椎动脉的肌支。

（5）神经支配：枕下神经（第一颈神经的后支）。

4. 头后小直肌

（1）起点：寰椎后结节（第1颈椎）。

（2）止点：枕骨下项线靠近中线处。

（3）作用：两侧同时收缩，使头后仰。

（4）血液供应：椎动脉的肌支。

（5）神经支配：枕下神经（第一颈神经的后支）。

（二）胸锁乳突肌

1. 起点

（1）胸骨柄。

（2）锁骨的内侧份。

2. 止点　颞骨的乳突。

3. 作用

（1）一侧收缩面向对侧旋转。

（2）一侧收缩颈向同侧倾斜。

（3）两侧同时收缩屈颈。

4. 血液供应

（1）枕动脉。

（2）甲状腺上动脉。

5. 神经支配

（1）运动神经：副神经（第 11 对脑神经）。

（2）感觉神经：第 2（有的是第 3）颈神经的前支。

（三）颞肌

1. 起点　整个颞窝（颧骨部除外）和颞筋膜的深面。

2. 止点　冠突的内侧面、尖部、前缘和后缘以及下颌支的前缘，向下接近第三磨牙。

3. 作用　上提下颌骨以闭口，使牙齿咬合，有助于侧方的研磨运动。

4. 血液供应　颞动脉。

5. 神经支配　下颌神经前干的颞深支。

（四）头半棘肌

1. 起点

（1）T1 ～ T6 的横突。

（2）C4 ～ T7 的关节突。

2. 止点　枕骨的上下项线之间的项平面。

3. 作用

（1）双侧收缩时可以使脊柱后伸，特别是头颈部。

（2）控制向收缩侧的屈曲（维持离心力的稳定）。

（3）维持头的躯体姿势。

4. 血液供应　主动脉的肌支。

5. 神经支配　脊神经的后支。

（五）头最长肌

1. 起点

（1）中下颈椎的横突和关节突关节。

（2）上胸椎的横突。

2. 止点　颞骨乳突的后面。

3. 作用

（1）双侧收缩时：①后伸脊柱。②维持人体的直立体位。③脊柱屈曲时起稳定作用，对抗腹肌和重力的作用。

（2）单侧收缩时：①使脊柱向同侧侧屈。②使脊柱向同侧旋转。③对抗离心力以维持稳定。

4. 神经支配　脊神经的后支。

5. 血液供应　主动脉的肌支。

（六）头夹肌

1. 起点

（1）项韧带的下份。

（2）C3～T3 的棘突。

2. 止点

（1）上项线。

（2）颞骨的乳突。

3. 作用

（1）双侧收缩时后仰头颈部。

（2）单侧收缩时，使头颈部向同侧侧屈和旋转。

4. 血液供应　主动脉的肌支。

5. 神经支配　脊神经的后支。

（七）枕额肌

1. 起点　枕骨上项线的外 2/3 及颞骨乳突。

2. 止点　帽状腱膜。

3. 作用

（1）在上界，前额部牵拉眉弓和鼻根部以上的皮肤。

（2）额腹牵拉头额部皮肤形成横行皱纹。

（3）枕腹牵拉后部头皮。

（4）枕腹和额腹收缩，可以牵拉整个头皮。

4. 血液供应　颞浅动脉、眼动脉、后耳动脉、枕动脉。

5. 神经支配

（1）枕额肌的枕部由面部神经的后耳支支配。

（2）额部由面部神经的表浅颞支支配。

六、消毒及无菌操作

见前。

七、操作

俯卧位操作。头部探出治疗床，胸部垫枕，使颈部尽量前屈，充分暴露后枕部、颈部，必要时备皮。

严格按照四步进针法操作。

按病情需要，对枕下肌群、胸锁乳突肌、颞肌、头半棘肌、头最长肌、头夹肌、枕额肌等在相应骨的附着点进行治疗。

1. 枕外隆突　针刀刀刃方向与脊柱正中线平行，与上部皮肤成120°角，斜向上方进针。快速破皮，缓慢进针，直达骨面，无需分层松解。

到达骨面后，稍提起针刀，先对隆突下缘附着的斜方肌进行松解，部分病例可以突破骨膜进行骨膜下松解（此时应选用4号、刀刃宽1.0mm以上的针刀）。然后刀刃向两侧铲剥，对附着在两侧的斜方肌进行治疗。

2. 枕骨上项线　自枕外隆突至颞骨乳突，在枕骨上项线的骨面上，根据压痛点检查情况，每间隔3cm定一个点。

针刀刀刃方向与脊柱正中线平行，与皮肤成90°角，垂直刺入，快速破皮，缓慢进针，直达骨面，无需分层松解。

到达骨面后，稍提起针刀，分别对附着的斜方肌、头夹肌、骨膜进行治疗。

3. 枕骨下项线　视病情需要，在枕骨下项线，从内向外分别寻找头后小直肌、头后大直肌、头上斜肌在骨面的附着点，并定点，每个附着点定一个点即可。

针刀刀刃方向与脊柱正中线平行，与上部皮肤约成135°角，与下项线皮面成90°垂直刺入，快速破皮，缓慢进针，直达骨面，无需分层松解。

到达骨面后，稍提起针刀，分别对附着的头后小直肌、头后大直肌、头上斜肌、骨膜进行治疗。

4. 颞骨乳突　针刀刀刃方向与脊柱正中线平行，与颞骨乳突皮面成90°垂直刺入，快速破皮，缓慢进针，直达骨面，无需分层松解。

到达骨面后，稍提起针刀，视病情需要，分别对附着的胸锁乳突肌、头夹肌、枕额肌及后侧的头最长肌以及骨膜进行治疗。

5. C1横突　先找到颞骨乳突，向颞骨乳突尖部的后外侧滑动约0.5～1cm可以触及C1横突尖部。

针刀刀刃方向与脊柱正中线平行，与皮面成90°垂直刺入，快速破皮，缓慢进针，直达C1横突尖部骨面，无需分层松解。

到达骨面后，稍提起针刀，向外寻找横突尖部，有落空感后，紧贴横突骨面，对其上附着的头上斜肌、头下斜肌及骨膜进行治疗。

6. 颞窝　主要处理颞窝处附着的颞肌。

先寻找颞肌：术者以手掌置于患侧颞部、太阳穴的外上部，令患者做张口、闭口的反复动作，手下感觉到的肌肉活动范围即为颞肌的分布范围。寻得压痛点后，定点。其在下颌骨冠突、下颌支的附着点，如有压痛，一并定点治疗。

颞窝的治疗：针刀刀刃与肌纤维方向平行，与颞骨骨面成90°垂直刺入，快速破皮，缓慢进针，直达颞骨骨面，无需分层松解。

到达骨面后，稍提起针刀，沿肌纤维方向对变性的颞肌筋膜、骨面的附着点、骨膜进行切割、铲剥等治疗。

颞窝在下颌骨冠突、下颌支的附着点的治疗：针刀刀刃与肌纤维方向平行，与骨面成90°垂直刺入，快速破皮，缓慢进针，直达颞骨骨面，无需分层松解。

到达骨面后，稍提起针刀，沿肌纤维方向对颞肌在该处骨面的附着点、骨膜进行切割、铲剥等治疗。

7. 项平面　项平面并非特指"上下项线之间的区域"，而是一个项部肌群在后枕部的附着的区域，但我们治疗的位置是在"上下项线之间的项平面区域"。重点是针对头半棘肌的治疗。

先找到枕骨的上、下项线作为上下界限，再以双侧的颞骨乳突为边界，其中间的区域即为头半棘肌在项平面的分布区域。依据压痛点检查所得定点，每间隔 3cm 左右定点。

针刀刀刃与脊柱正中线平行，与枕骨皮面成 90° 垂直刺入，快速破皮，缓慢进针，直达枕骨项平面骨面，无需分层松解。

到达骨面后，稍提起针刀，对头半棘肌的附着点、骨膜进行切割、铲剥等治疗。

8. C2 棘突 可以在 C2 棘突定一个点，也可以在紧贴棘突外侧分别定两个点。针刀刀刃与脊柱正中线平行，刀体与皮面垂直成 90° 垂直刺入，快速破皮，缓慢进针，直达枢椎棘突顶点或两侧分叉点，无需分层松解。

到达骨面后，稍提起针刀：①如在枢椎棘突顶点：针刀体向两侧分别倾斜治疗；②如在棘突两侧进针，可以直接垂直对分叉点的骨面进行治疗。

分别对斜方肌、头下斜肌、头后大直肌的附着点、骨膜进行切割、铲剥等治疗。

9. 关节突 棘突间正中线点水平向外 1.5 ~ 2.5cm 为进针点，刀口线与正中线平行，垂直刺入到关节突关节骨面，纵行切开松解关节囊与头半棘肌、头最长肌等在关节囊和关节突上的附着点。也可调转刀锋 90° 即与关节突关节间隙平行，找到关节间隙后，沿骨缘斜向外切开关节囊 1 ~ 3 刀，再向内切 1 ~ 3 刀。以切开囊壁为度。

治疗结束后，出针，无菌敷料覆盖。

颈部针刀操作需谨慎，但严格遵守在骨面操作，无血管神经损伤风险，毛细血管出血者，按压 1 ~ 2 分钟。

尸体视频讲解：见视频 5-1-1。

实体操作视频讲解：见视频 5-1-2（上）、5-1-2（下）。

视频 5-1-1 视频 5-1-2（上） 视频 5-1-2（下）

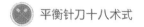

八、术式解

（一）术式来源

本术式来源于《宣蛰人软组织外科学》的"颈椎棘突旁软组织松解术"，并结合自己的针刀临床经验，有所调整。

（二）治疗靶点

枕下（包括部分枕后、枕骨侧面）主要肌群在骨的附着点及骨膜。

（三）原理

针刀对骨膜的铲剥、骨骼肌腱端附着部位的切割与松解，可以直接破坏末梢神经、解除或者减轻软组织的痉挛、改善肌挛缩状态，改善局部的微循环，促进无菌性炎症的吸收。缓解和彻底解决局部疼痛如颈肩、头部的局部疼痛症状。同时，可以改善或解除由于肌痉挛、肌挛缩导致的向上、下、前的传导征象或者由于肌痉挛、肌挛缩刺激周围神经、血管、淋巴回流等系统引起的一系列症状如：偏头痛、眉棱骨、眼眶痛、眼睛胀痛、视物不清、飞蚊症、眩晕、背痛及其他部位的疼痛与非疼痛临床征象（见适应证）。

（四）延展

颈Ⅰ术式虽命名为"枕下肌群松解术"，但并不局限于狭义上的"枕下肌群"的四块小肌肉（头后大直肌、头后小直肌、头上斜肌、头下斜肌）的处理。还针对附着在枕后、枕下、枕侧的容易损伤的骨骼肌附着点进行处理，原因有以下三个：

其一，从临床表现看，通常我们使用针刀处理已经确诊为"枕下肌群劳损或寰枕枢关节紊乱劳损"导致的头晕、头痛、五官的症状以及其他相关疾病。单纯松解传统意义上的"枕下肌群"的四块小肌肉，时而有效，时而无效，或者远期疗效欠佳。在临床实践中发现，需同时处理颈Ⅰ术式中提到的其他骨骼肌附着点，方能取得满意的疗效。

其二，从解剖角度看，除了"枕下肌群"的头后大直肌、头后小直肌、头上斜肌外，颈Ⅰ术式中的其他骨骼肌虽然不附着在枕骨下项线，但其附着点在枕骨上项线、上下项线之间的项平面、颞骨乳突、C1横突、C2棘突等位置，与头、枕部，"枕下肌群"，上颈段存在密切的结构关系。

其三，从功能角度看，颈Ⅰ术式除"枕下肌群"外，其他骨骼肌对于头、枕、颈的运动同样起重要作用，与以上四块小肌肉的作用有重叠之处。这些骨骼肌的损伤，可以向上、下、侧面传导引起与"枕下肌群"损伤同样的临床症状。

因此，颈Ⅰ术式将传统意义的"枕下肌群"之外的其他骨骼肌损伤的治疗列在本术式中。附着在上项线的重要的骨骼肌——斜方肌，我们单列为一个术式讲解，即颈Ⅱ术式。

传统病理认为："枕下肌群"的四块小肌肉的劳损，由于肌痉挛（肌挛缩）加上寰枕枢紊乱、寰枕筋膜挛缩、错位，压迫其下和周围的椎动脉、枕动脉、枕神经等组织，导致缺血、神经刺激现象而出现头晕、头痛（偏头痛、后枕痛）、头面五官症状、胸闷、心慌等一系列复杂征象。在临床治疗中，单纯以手法复位治疗"关节错位"，或以针刺、针刀缓解肌肉痉挛，确可取得明显的临床效果，但大部分病例远期疗效并不理想。部分病例虽初起有效，但再经反复治疗则收效甚微。按照《宣蛰人软组织外科学》理论，正常的血管、神经受到单纯的渐进式的慢性压迫不会引起临床征象。这样就可以解释以上的困惑了：症状的来源不是渐进式的慢性机械压迫，而是来自于枕后诸肌在骨附着点的无菌性炎症刺激——肌痉挛（晚期肌挛缩）刺激其下的神经末梢引起局部疼痛及传导痛，或向上、下、前、侧传导引起诸多征象。故而，临床上遇到以上征象除了考虑传统意义的"枕下肌群"的劳损，还应重视其他肌群的损伤的处理。

颈Ⅰ术式涉及的肌肉附着点较多，在治疗中既要做到不遗漏，也要做到不过度治疗。

1. 应该根据病情、病程、结合症状综合判断。分析原发损伤点与继发损伤点，分清主要和次要治疗。一般来说，病程较短者，多涉及浅层肌肉如胸锁乳突肌、颞肌、枕额肌等；病程较长者，多累及到"枕下肌群"的四块小肌肉和头夹肌、头半棘肌等。可以有针对性地分次治疗。

2. 还应根据患者运动功能改变，判断具体损伤的肌肉群组。有一点应该牢记：慢性骨骼肌损伤病例，多数为多组肌损伤，也可能是腰背肌损伤的系列补偿调节，或者是对侧肌损伤的对应补偿调节。在临床上，只需处理单块肌肉就可以解决问题的情况比较少见（多见于局部外伤的早期）。运动功能诊断对于损伤的判断固然重要，但压痛点的检查更为精确。

3. 操作层面应注意以下几个问题：

（1）注射麻药及其他药物的问题：本人已经近 15 年未给患者使用注射麻药了，患者是可以接受的。针刀在颈椎的治疗，造成的意外事件屡有发生。轻则有一过性不适，重则引起植物生存状态，甚至死亡。意外事件大多是因为麻药引起，与针刀操作无关。要么是麻药过敏，要么是麻药过量，要么是操作不当造成麻药进入血管。总之，除非术者对麻醉操作技术相当熟练，又具备抢救能力，否则不建议使用注射麻药。

同样，该处注射其他药物，亦应权衡利弊，谨慎操作。

（2）骨面，既是安全标志，更是治疗的靶点。平衡针刀治疗要求时刻在骨膜及骨骼肌所在骨面的附着点操作，押手（左手）应顶住骨面不动，防止针刀滑落造成意外。

（3）对于初学者来说，一些危险部位如寰枕后膜因无法预估风险及无法应对出现的意外情况，不建议使用针刀治疗。

具体操作应熟悉治疗部位的解剖，依据安全、有效的原则操作。如枕骨下项线的操作不可直刺，需斜向上方与下项线平面成 90° 垂直进针；项平面操作时，勿使手中针刀滑动，向下误刺；C1 横突孔有椎动脉走行，治疗时应时刻保持针刀在横突尖部骨面操作，不可误伤椎动脉；关节突的治疗，不可深入去切割黄韧带，更不可向内侧刺入椎板间隙。

4. 治疗枕额肌时，如遇帽状腱膜挛缩者，应一并处理。

颈 I 术式描述的病症中的顽固性病例，除本术式外，应考虑是否为原发于腰臀部和大腿根部的软组织损伤引起的继发性损伤。头颈背痛患者，常需结合颈椎其他术式、腰及骨盆式；头晕患者，常需配合颈 II、颈 V 术式；心慌、胸闷等交感神经异常变现患者，常需配合颈 III、IV、V、VI 术式；头面五官症状患者，常需配合颈Ⅱ、Ⅲ、Ⅳ、Ⅴ术式。

九、颈 I 术式为主的病例

姓名：杨某某　　　　　性别：男　　　　年龄：48 岁

病案号：P1910060001　　职业：个体经营　特殊爱好：低头时间过长

初诊时间：2019 年 10 月 6 日

【主诉】　头颈痛 1 年余。

【现病史】　无外伤史，1 年前无明显诱因出现颈肩部疼痛，伴右侧偏头痛，疼痛连及后枕部，无明显眩晕、恶心呕吐、发热及肢体麻木等，疼痛与体位关系不大，经休息、针刺治疗症状缓解。患者 1 年来反复发作上述症状，每经上述处理均可缓解，但上症反复发作，且发作间隔越来越短，每次症状较前加重。为求彻底治疗，今来诊。

【专科体检】　颈椎外观无畸形，生理曲度正常。右枕骨下项线、C2 棘突、右侧上下项线之间的项平面、右侧颞窝压痛。颈椎六个活动检查，未诱发症状加重。

【辅助检查】　自诉 X 线片示：颈椎 3、4 退行性病变（未见影像资料）。

【传统诊断】

1. 颈椎病。

2. 偏头痛。

【平衡针刀诊断】　头颈痛（头颈部软组织损伤）

1. 右"枕下肌群"损伤。

2. 右头半棘肌损伤。

3. 右颞肌损伤。

【治疗经过】

共做 2 次针刀治疗：

2019 年 10 月 6 日：颈 I 术式（枕骨下项线、C2 棘突）（视频 5-1-3）。

2019 年 10 月 16 日：颈 I 术式（颞窝）+ 颈Ⅳ术式（视频 5-1-4）。

视频 5-1-3

视频 5-1-4

是否使用麻药及其他药物：无。

【疗效评估】　第一次治疗后，头颈痛明显改善，但右侧偏头痛仍存在，背部紧张感。第二次治疗后，症状基本缓解，仍有轻度不适，因患者较远，未复诊，2周后回访，症状逐渐消失。

近期回访，头痛消失，仅有劳累后肩背部不适。

针刀操作者：于洋。

【简析】患者虽然不是长期低头伏案工作者，但生活习惯不良（打游戏、电脑等）。枕骨下项线附着的损伤明显。第一次治疗后，后枕部疼痛、颈痛明显缓解，但右侧偏头痛仍有发作（颞肌损伤未处理）、背部紧张感（头夹肌、头半棘肌在胸椎附着点的损伤未处理）。第二次治疗予以针对性处理，即获得比较持久的疗效。

第二节　颈Ⅱ术式

一、概述

颈Ⅱ术式，全称为"斜方肌松解术"。采用针刀为工具，针对斜方肌为主的软组织在骨的附着点及骨膜进行以切割、铲剥等为主要刀法的松解性治疗方案（如有必要，同时处理与之相关的如肩胛提肌及其他骨骼肌损伤点）。

二、工具选择

根据患者体型、病情程度以及耐受性，一般选择Ⅰ型4号、刃宽在

0.6 ～ 1.0mm（常用 0.6mm、0.8mm）之平刃针刀。

三、术前准备

（一）常规准备

见前。

（二）适应证

1. 头、颈、肩、背疼痛。

2. 偏头痛、头晕（包括眩晕、头部不清醒感、脑鸣）、头皮发麻等。

3. 肩痛、肩关节活动受限。

4. 颈侧方痛、难以承受头部重量感。

5. 上肢放射痛、麻木，类似神经根型颈椎病表现。

6. 背部发凉及沉重感、呼吸痛。

7. 其他疾病或者症状在该处有压痛者。

（三）禁忌证

见前。

四、定点

枕外隆突、枕骨上项线、项韧带及 C2 ～ C7 棘突、T1 ～ T12 棘突、肩胛冈上缘、肩峰、锁骨外 1/3、C1 ～ C4 横突、肩胛骨上角、肋骨等。

体表定点模式图（图 5-2-1）。

体表定点人体图（图 5-2-2）。

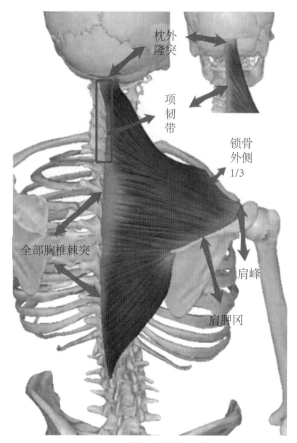

图 5-2-1　颈Ⅱ术式体表定点模式图

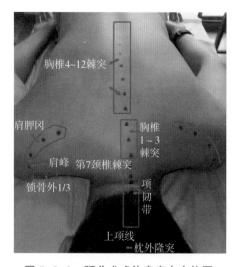

图 5-2-2　颈Ⅱ术式体表定点人体图

五、与操作相关的解剖

包括斜方肌和肩胛提肌，以及大、小菱形肌，上、下后锯肌等。

斜方肌分布较广且表浅，附着点多，容易损伤。早期病变单一，容易判断，后期由于合并其他部位软组织损伤而容易忽略。早期多引起类似"颈型颈椎病"的以疼痛为主的颈肩背痛症状，如果波及周围的软组织，很快会引起复杂的临床症状。故应重视周围软组织的病变。

损伤日久容易累及或同时出现其深层的肩胛提肌、菱形肌、后锯肌损伤等，以上诸肌的损伤既可以同时发生，又容易诊断不清，故在此一起讨论。

（一）斜方肌

1. 起点

（1）枕外隆凸。

（2）上项线内侧。

（3）项韧带。

（4）第 1 颈椎的后结节。

（5）第 2 颈椎棘突至第 12 胸椎的棘突。

2. 止点

（1）锁骨后外 1/3 段。

（2）肩峰。

（3）肩胛冈上缘。

3. 作用

（1）上提肩胛骨。

（2）上部肌纤维收缩时，可以上旋肩胛骨。

（3）下部肌纤维收缩时，可以下旋肩胛骨。

（4）使肩胛骨向脊柱靠拢。

4. 血液供应　颈横动脉。

5. 神经支配

（1）副神经（第 11 对脑神经）（传出或运动神经）。

（2）第 3 和第 4 颈神经的前支（传入或运动神经）。

（二）肩胛提肌

1. 起点　上 4 个或者 3 个颈椎的横突。

2. 止点　肩胛骨上角。

3. 作用

（1）上提肩胛骨。

（2）使头后伸或侧屈。

4. 血液供应　颈横动脉。

5. 神经支配

（1）发自颈丛的神经分支（C3 和 C4）。

（2）肩胛背神经（C5）。

（三）小菱形肌

1. 起点

（1）C7 和 T1 的棘突。

（2）项韧带。

（3）棘上韧带。

2. 止点　肩胛骨的内侧缘。

3. 作用　使肩胛骨向脊柱靠拢。

4. 血液供应

（1）颈横动脉的深支。

（2）肩胛背动脉。

5. 神经支配　肩胛背神经（C4 或 5）。

（四）大菱形肌

1. 起点

（1）T2 ～ T5 的棘突。

（2）棘上韧带。

2. 止点　肩胛冈至肩胛下角的内侧缘。

3. 作用　使肩胛骨向脊柱靠拢。

4. 血液供应

（1）颈横动脉的深支。

（2）肩胛背动脉。

5. 神经支配　肩胛背神经（C5）。

（五）上后锯肌

1. 起点

（1）以腱膜起自项韧带下部。

（2）下两个颈椎棘突。

（3）上两个胸椎棘突。

2. 止点　第 2～5 肋骨的外侧面。

3. 作用　上提上部肋骨，帮助吸气。

4. 血液供应

（1）颈横动脉的深支。

（2）肩胛背动脉。

5. 神经支配　肋间神经（T1～T4）。

（六）下后锯肌

1. 起点　以腱膜起自 T11～L2 棘突。

2. 止点　第 9～12 肋骨的外侧面。

3. 作用　下拉肋骨向后，协助吸气运动。

4. 血液供应

（1）胸背动脉。

（2）肋间后动脉。

5. 神经支配　肋间神经（T9～T12）。

六、消毒及无菌操作

见前。

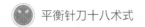

七、操作

（一）操作体位

根据不同治疗部位采取不同体位。

1. 俯卧位操作，头部探出治疗床，胸部垫枕，使颈部尽量前屈，充分暴露后枕部、颈部、背部，必要时备皮。

2. 斜方肌在锁骨的附着点操作，采取仰卧位。

3. 侧卧位操作。

（二）操作步骤

严格按照四步进针法操作。

根据病情需要，对斜方肌和肩胛提肌，以及大、小菱形肌，上、下后锯肌的附着点进行治疗：

1. 枕外隆突　俯卧位操作，此处附着的是斜方肌。

针刀刀刃方向与脊柱正中线平行，与上部皮肤成120°角，斜向上方进针。快速破皮，缓慢进针，直达骨面，无需分层松解。

到达骨面后，稍提起针刀，先对隆突下缘附着的斜方肌进行松解，部分病例可以突破骨膜进行骨膜下松解（此时应选用4号、刀刃宽1.0mm以上的针刀）。然后刀刃向两侧铲剥，对附着在两侧的斜方肌进行治疗。

2. 枕骨上项线内侧　俯卧位操作，此处附着的是斜方肌。

自枕外隆突向外2cm左右，在枕骨上项线再定一点。

针刀刀刃方向与脊柱正中线平行，与皮肤成90°角，垂直刺入，快速破皮，缓慢进针，直达骨面，无需分层松解。到达骨面后，稍提起针刀，对附着的斜方肌和骨膜进行治疗。

3. 项韧带以及第2颈椎棘突至第12胸椎的棘突　俯卧位操作，此处附着的是斜方肌（C1椎体后结节、项韧带以及第2颈椎棘突至第12胸椎的棘突）、小菱形肌（C7和T1的棘突、项韧带）、大菱形肌（T2～T5的棘突）、上后锯肌（项韧带、下两个颈椎棘突、上两个胸椎棘突）、下后锯肌（T11～L2棘突）。

C1 椎体后结节附着的是斜方肌，因该处在皮下难以触及，故不在此处做针刀治疗。

颈椎棘突（C2～C6）分叉，C7～T12 棘突均不分叉，故在治疗时有所不同。

（1）分叉的棘突的治疗：可以在棘突定一个点，也可以在紧贴棘突外侧分别定两个点。针刀刀刃与脊柱正中线平行，刀体与皮面垂直成90°垂直刺入，快速破皮，缓慢进针，直达棘突顶点或两侧分叉点，无需分层松解。到达骨面后，稍提起针刀：①如在枢椎棘突顶点：针刀体向两侧分别倾斜治疗；②如在棘突两侧进针，可以直接垂直对分叉点的骨面进行治疗。

分别对骨骼肌的附着点、骨膜进行切割、铲剥等治疗。

（2）不分叉的棘突治疗：在棘突定一个点，针刀刀刃与脊柱正中线平行，刀体与皮面垂直成90°垂直刺入，快速破皮，缓慢进针，直达棘突顶点，无需分层松解。

到达骨面后，稍提起针刀，先在棘突顶点，再向两侧倾斜分别对骨骼肌的附着点、骨膜进行切割、铲剥等治疗。

（3）项韧带的治疗：根据病情需要，在棘突治疗结束后，再提起针刀，针刀刀刃分别向上、下倾斜，切割挛缩的项韧带。

4. 肩胛冈上缘 俯卧位操作，此处附着的是斜方肌。

针刀刀刃与斜方肌肌纤维走行平行，刀体与肩胛冈上缘骨面垂直成90°垂直刺入，快速破皮，缓慢进针，直达骨面，无需分层松解。

到达骨面后，稍提起针刀，对斜方肌在骨面的附着点、骨膜进行切割、铲剥等治疗。

5. 肩峰 俯卧位操作，此处附着的是斜方肌。

针刀刀刃与斜方肌肌纤维走行平行，刀体与肩峰骨面垂直成90°垂直刺入，快速破皮，缓慢进针，直达骨面，无需分层松解。

到达骨面后，稍提起针刀，对斜方肌在骨面的附着点、骨膜进行切割、铲剥等治疗。

6. 锁骨外 1/3 仰卧位操作，此处附着的是斜方肌。

针刀刀刃与斜方肌肌纤维走行平行，刀体与锁骨骨面成 90°垂直刺入，快速破皮，缓慢进针，直达骨面，无需分层松解。

到达骨面后，稍提起针刀，对斜方肌在骨面的附着点、骨膜进行切割、铲剥等治疗。

7. C1 ~ C4 横突后结节　侧卧位操作，患侧在上。此处附着的是肩胛提肌。

针刀刀刃方向与脊柱正中线平行，与横突后结节骨面成 90°垂直刺入，快速破皮，缓慢进针，直达骨面，无需分层松解。

到达骨面后，压手（左手）固定骨面，针刀尖部始终在骨面上操作，对肩胛提肌在骨面的附着点、骨膜进行切割、铲剥等治疗。

8. 肩胛骨上角　此处附着的是肩胛提肌。

可以采取两个体位，使肩胛骨翘起，便于针刀在肩胛骨上角内侧的操作。

（1）俯卧位，患侧肩关节后伸、屈肘、背手，手在背部尽量摸高，肩胛骨翘起。

（2）侧卧位，患侧在下，健侧肩部向健侧面部靠拢，可使患侧肩胛骨翘起。

针刀刀刃方向与脊柱正中线垂直，针刀体与下部皮面成 135°角，紧贴肩胛骨上角的内唇骨面进针。

到达骨面后，稍提起针刀，对肩胛提肌在骨面的附着点、骨膜进行切割、铲剥等治疗。

9. 肩胛冈至肩胛下角的肩胛骨内侧缘　此处附着的是小、大菱形肌。

采取与上述治疗肩胛上角相同的体位。。

针刀刀刃方向与脊柱正中线平行，针刀体倾斜与肩胛骨骨面成 135°角，紧贴肩胛骨内侧缘的内唇骨面进针。

到达骨面后，稍提起针刀，对小、大菱形肌在骨面的附着点、骨膜进行切割、铲剥等治疗。

10. 肋骨的外侧面　此处附着的是上、下后锯肌。

本操作可以采取侧卧位操作。

针刀刀刃方向与肋骨走形平行，与肋骨皮面呈成 90° 垂直骨面进针。

到达骨面后，稍提起针刀，对上、下后锯肌在骨面的附着点、骨膜进行切割、铲剥等治疗。

治疗结束后，出针，无菌敷料覆盖。

颈部及肋骨处针刀操作需谨慎，但严格遵守在骨面操作，可以避免血管神经损伤及气胸，毛细血管出血者，按压 1 ～ 2 分钟。

尸体视频讲解：见视频 5-2-1。

视频 5-2-1

实体操作视频讲解：见视频 5-2-2（上）、5-2-2（中）、5-2-2（下）。

视频 5-2-2（上）

视频 5-2-2（中）

视频 5-2-2（下）

八、术式解

（一）术式来源

本术式参考了《宣蛰人软组织外科学》的颈、肩部位的软组织松解术并结合了自己的针刀临床实践经验，有所调整。

（二）治疗靶点

以斜方肌为主，包括了其它其他肌群在骨的附着点及骨膜。

（三）原理

通过针刀对骨膜的铲剥、骨骼肌腱端附着部位的切割与松解，可以直接破坏末梢神经、解除或者减轻软组织的痉挛、改善肌挛缩状态，改善局部的微循环，促进无菌性炎症的吸收。缓解和彻底解决局部疼痛如颈肩、头部的局部疼痛症状。

同时，可以改善或解除肌痉挛、肌挛缩导致的向上、下、前的传导征象或者肌痉挛、肌挛缩刺激周围神经、血管、淋巴回流等系统引起的一系列症状如：头晕、上肢放射痛、背部发凉及沉重感、呼吸痛及其他部位的疼痛与非疼痛临床征象（见适应证）。

（四）延展

1. 本术式虽命名"斜方肌松解术"，但不局限于对斜方肌附着点的治疗。而是把颈背部与斜方肌相关或者毗邻的肌群一同处理，原因有以下三个：

（1）从临床症状看，斜方肌损伤引起的临床症状如颈、肩、背痛，背部发紧等，亦可由其他肌群损伤引起，或同时存在，易引起误诊或者漏诊，故在此一并讨论。

（2）从解剖角度看，斜方肌位置表浅，最易损伤，且损伤后因其分布广泛而症状繁杂。无论是外伤、劳损亦或是感受风寒湿邪，斜方肌均首当其冲最先受损，日久必然导致其他肌群因补偿调节而出现损伤和相关症状。

由于多组肌肉附着点和斜方肌有重叠，存在肌肉腱端和肌腹交叉、深浅层次交叉以及毗邻的解剖关系，故不仅在检查时容易混淆体征（如压痛点），还可以引起相同或者类似的临床症状。故应在熟悉解剖的基础上，尤其加强对压痛点的检查。

（3）从功能角度看，虽然斜方肌的附着点与其他肌肉的附着点有重叠，但附着点的另一端却不同。如菱形肌的附着点虽然在棘突上，但另一端的附着点和斜方肌无重叠，虽然两者都可以使肩胛骨向脊柱缘靠拢，但力度不同，且由于菱形肌分布区域不同，其损伤会出现分布区域的疼痛、发冷、沉重感；又如"落枕"这一临床征象，既可能是斜方肌损伤，也可能是肩胛提肌损伤，但对于反复"落枕"的患者，更多的是以上两组肌肉的同时损伤，临床上不应不明。

2. 斜方肌的损伤的治疗容易被临床忽略。究其原因主要是该肌损伤的早期大多症状不重，大部分患者经过休息或者自行处理如热敷等均可缓解，病情发展到中后期，患者会兼有其他肌群的损伤，病情较重或者反复发作，反而让医生把治疗重点转向了颈椎本身而忽略了最开始的损伤点（斜方肌）。

3. 颈Ⅱ术式涉及的肌肉同样较多，在治疗中应做到不遗漏、不过度。应仔细检查压痛点，结合临床症状、功能变化综合判断具体损伤肌群。一般来说，早期多为单纯斜方肌损伤，中后期多伴有其他肌群损伤；如伴有呼吸痛或者障碍，有可能是后锯肌损伤。本术式涉及的肌群的损伤，多可向前传导引起如咳嗽、哮喘、上腹部胀痛、胸闷、心慌等症状，容易和相关内科疾病混淆，应注意鉴别。同时也提示我们在治疗上遇到某些类似内科疾病的症状时，可以考虑本术式。

4. 操作上，应严格遵循骨面上操作的原则，尤其是肋骨的操作，防止落空进入胸腔。

5. 对颈Ⅱ术式描述的顽固性病例，除本术式外，应考虑是否为原发于腰臀部和大腿根部的软组织损伤引起的继发性损伤。头痛、头晕病例，常需配合颈Ⅰ术式；头皮发麻患者，常需对帽状腱膜进行治疗；背痛病例，常需配合颈Ⅰ、颈Ⅲ术式；肩痛、肩关节活动受限病例，常需配合颈Ⅵ术式及局部治疗；偏头痛患者，常需配合颈Ⅰ术式；上肢放射痛、麻木类似神经根型颈椎病表现的病例，常需配合颈Ⅲ、颈Ⅴ、颈Ⅵ术式。

九、颈Ⅱ术式为主的病例

姓名：梁某某　　　　性别：女　　　　年龄：35岁
病案号：P1909050005　　职业：职员　　特殊爱好：无
初诊时间：2019年9月5日

【主诉】 颈肩痛2年余。
【现病史】无外伤史，2年前无明显诱因出现颈肩疼痛、眩晕，无明显手麻、头痛症状。颈部后仰时颈肩痛加重，但头晕无加重。

另诉遇环境变化时，经常出现鼻塞，流清涕、打喷嚏。余未诉其他不适。

【专科体检】 颈椎外观无畸形，生理曲度正常。双侧斜方肌肌紧张，其在肩胛冈、枕骨上项线的附着点压痛，T3、T4 棘突（头夹肌和斜方肌附着点）压痛，T3、T4 关节突（头半棘肌附着点）压痛，下位颈椎椎板压痛。

颈椎六个活动检查：后仰位诱发颈肩疼痛加重。其他体位未诱发症状加重。

【辅助检查】 暂缺。

【传统诊断】

1.颈肩综合征。

2.眩晕。

【平衡针刀诊断】 颈肩背痛（头颈背部软组织损伤）。

1.双侧斜方肌损伤。

2.双侧头夹肌损伤。

3.双侧头半棘肌损伤。

4.颈深层肌损伤。

【治疗经过】

共做 2 次针刀治疗：

2019 年 9 月 5 日：颈Ⅱ＋颈Ⅰ、Ⅲ术式、斜方肌肌腹松解（视频 5-2-3）。

2019 年 9 月 19 日：术式同上（视频 5-2-4）。

是否使用麻药及其他药物：无。

视频 5-2-3

视频 5-2-4

【疗效评估】 一次治疗后症状缓解。两次治疗后，症状基本消失，2 个月后随访未复发。

针刀操作者：于洋。

【简析】 该患者虽然也有头晕症状，但主要以颈肩背痛为主，后仰动作只是加重了疼痛，未加重眩晕。结合体检中的压痛点，枕下肌群并无明显压痛，故诊断是以斜方肌损伤为主或为原发损伤的多组肌肉（尤其是深层肌）损伤，针对其附着点治疗彻底解决肌痉挛，从而解除了因肌痉挛传导引起的一系列症状。

对于肌腹的治疗，理论上可以不做。本人近 5 年来基本不刻意地去治疗肌腹（除非因长期肌挛缩导致的有明显结节、条索、挛缩者），只要将其附着点的问题解决即可。针对该患者的斜方肌肌腹的治疗，只是患者感觉局部明显不适的对症处理。

第三节 颈Ⅲ术式

一、概述

颈Ⅲ术式，全称为"颈深层肌松解术"。采用针刀为工具，针对颈深层肌（主要为多裂肌和回旋肌）在骨的附着点进行以切割、铲剥等为主要刀法的松解性治疗方案。

二、工具选择

根据患者体型、病情程度以及耐受性，一般选择Ⅰ型 4 号、刃宽在 0.6～1.0mm（常用 0.6mm 和 0.8mm）之平刃针刀。

三、术前准备

（一）常规准备
见前。
（二）适应证
1.顽固性头、颈、背疼痛。

2. 头晕，尤其以后仰时头晕明显者。

3. 和颈Ⅰ、Ⅱ术式适应证相同的症候群。

4. 少见的顽固型腰腿痛患者。

5. 上述症状，在颈椎后仰位时加重者。

6. 其他疾病或者症状颈深层肌有压痛者。

（三）禁忌证

见前。

四、定点

C2 ～ C7 棘突、关节突、横突、椎板、关节突关节囊。

体表定点模式图（图 5-3-1）。

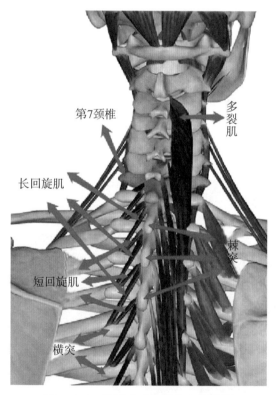

图 5-3-1　颈Ⅲ术式体表定点模式图

体表定点人体图（图 5-3-2）。

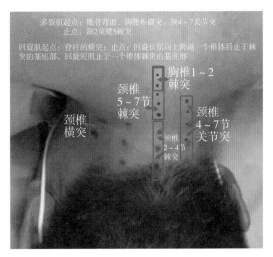

图 5-3-2　颈Ⅲ术式体表定点人体图

五、与操作相关的解剖

（一）多裂肌

1. 起点　下位颈椎的关节突。

2. 止点　C2～C7 所有颈椎的棘突。

3. 作用

（1）双侧收缩时可以使脊柱后伸，特别是头颈部。

（2）控制向收缩侧的屈曲。

（3）维持头的躯体姿势。

4. 血液供应　主动脉的肌支。

5. 神经支配　脊神经的后支。

（二）长回旋肌

见腰Ⅲ术式。

（三）短回旋肌

见腰Ⅲ术式。

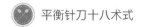

六、消毒及无菌操作

见前。

七、操作

（一）体位

俯卧位操作，头部探出治疗床，胸部垫枕，使颈部尽量前屈，充分暴露后枕部、颈部，必要时备皮。或可采取侧卧位，患侧在上。

（二）操作步骤

严格按照四步进针法操作。

根据病情需要，对多裂肌、回旋肌在棘突、关节突、横突的附着点以及在椎板上的肌腹部分、关节突关节囊进行治疗。

1. 棘突　俯卧位操作，多裂肌附着在棘突，回旋肌附着在棘突的基底部。颈椎棘突（C2～C6）分叉，C7棘突不分叉，故在治疗时有所不同。

（1）分叉的棘突（C2～C6）的治疗：可以在棘突定一个点，也可以在紧贴棘突外侧分别定两个点。针刀刀刃与脊柱正中线平行，刀体与皮面垂直成90°垂直刺入，快速破皮，缓慢进针，直达棘突顶点或两侧分叉点，无需分层松解。

到达骨面后，稍提起针刀：①如在枢椎棘突顶点，针刀体向两侧分别倾斜治疗；②如在棘突两侧进针，可以直接垂直对分叉点的骨面进行治疗。

分别对骨骼肌的附着点、骨膜进行切割、铲剥等治疗。

（2）不分叉的棘突（C7）治疗：在棘突定一个点，针刀刀刃与脊柱正中线平行，刀体与皮面垂直成90°垂直刺入，快速破皮，缓慢进针，直达棘突顶点，无需分层松解。

到达骨面后，稍提起针刀，先在棘突顶点，再向两侧倾斜分别对骨骼肌的附着点、骨膜进行切割、铲剥等治疗。

（3）棘突顶点治疗后，刀刃向下倾斜，沿棘突顶点骨面下滑至棘突基底部，在基底部骨面针对骨骼肌附着点和骨膜进行松解治疗。

2. 横突 侧卧位操作，回旋肌附着在横突后结节后侧的横突上。

（1）C1 横突点：

①定点：该点在乳突下部，在进刀前一定要摸清骨突。

②操作：刀口线与躯干纵轴平行。刀体与体面垂直，以右手指压住横突尖部，沿手指平行刺入。直达横突骨面，在横突骨面上对附着的回旋肌和其下的骨膜进行松解治疗；调整刀锋到横突尖端，在骨面上向外侧和外下缘松解。

（2）C2 ～ C7 横突

①定点：先定 C4 和 C6 横突。

稍屈颈，令患者颈部放松，胸锁乳突肌与颈外静脉的交叉点（约在胸锁乳突肌中点处），为 C4 横突的体表标志。在胸锁乳突肌后缘与环状软骨平面延长线之交叉点，用拇指向中线推开胸锁乳突肌，与该肌外缘交叉点深处有一骨突起，即为 C6 横突。以此为标准，结合 C1 横突的定位，分别向上和向下定位 C2，C3，C5，C7 横突：在乳突与 C6 横突间做一连线，在此线前约 0.5cm 处，C6 横突上约 1.5cm 处为 C5 横突，位于胸锁乳突肌与颈外浅静脉交叉顶端，相当于环状软骨上约 1.5cm 处。在横突点上深压可扪及骨性突起，位于后方者为横突后结节，前方者为前结节。

②操作：术者先摸清后结节之骨凸，在后方 1cm 左右定点，并以左手指紧压之，使颈侧方皮肤紧贴骨面。刀口线与颈纵轴一致，右手持刀，快速刺入皮肤，匀速推进直达后结节后面的横突的骨面。在横突的骨面上操作，对附着的回旋肌和骨膜进行松解治疗。

3. 关节突、关节囊、椎板 俯卧位操作，多裂肌附着在关节突上，多裂肌、回旋肌均覆盖椎板上。

从棘突间正中线点水平向外 1.5 ～ 2.5cm，即为进针点，刀口线与正中线平行，垂直刺入到关节突关节骨面，纵行切开松解关节囊与颈多裂肌等在关节囊和关节突上的附着点。也可调转刀锋 90° 即与关节突关节间隙平行，找到关节间隙后，沿骨缘斜向外切开关节囊 1 ～ 3 刀，再向内切 1 ～ 3 刀。以切开囊壁为度。

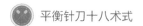

针刀不离关节突骨面，沿骨面向内下方滑动，对覆盖在椎板上的多裂肌、回旋肌以及骨膜进行松解。

治疗结束后，出针，无菌敷料覆盖。

颈部针刀操作需谨慎，但严格遵守在骨面操作，无血管神经损伤风险，毛细血管出血者，按压 1 ～ 2 分钟。

尸体视频讲解：见视频 5-3-1。

实体操作视频讲解：见视频 5-3-2。

视频 5-3-1

视频 5-3-2

八、术式解

（一）术式来源

本术式来源于《宣蛰人软组织外科学》的"颈椎棘突旁软组织松解术"，并结合自己的针刀临床实践经验，有所调整。

（二）治疗靶点

颈深层肌（主要是多裂肌、回旋肌）在相应骨的附着点及骨膜。

（三）原理

针刀对骨膜的铲剥、骨骼肌腱端附着部位的切割与松解，可以直接破坏末梢神经、解除或者减轻软组织的痉挛、改善肌挛缩状态，改善局部的微循环，促进无菌性炎症的吸收。缓解和彻底解决局部疼痛如颈肩、头部的局部疼痛症状。

同时，可以改善或解除肌痉挛、肌挛缩导致的向上、下、前的传导征象或者肌痉挛、肌挛缩刺激周围神经、血管、淋巴回流等引起的一系列症状如：

眩晕、上肢麻木、疼痛及其他部位的疼痛与非疼痛临床征象（见适应证）。

（四）延展

1. 颈深层肌的损伤多见于疾病的后期，或是患者本身体质问题（以阳虚、寒湿为主），导致深层肌的血运不畅、无菌性炎症不易吸收而出现的原发性损伤、或是由于长期腰部深层肌损伤引起的继发性损伤。由于多和浅层肌群损伤并存，在诊断和治疗时容易遗漏。故应根据病情仔细查找压痛点，在治疗时应结合其他术式。

2. 此两组肌肉虽小，但位置深在，对维持颈椎的稳定性有重要意义。在临床上，椎体不稳、颈椎曲度改变反复发作患者，应关注本式。另外，在肌挛缩的病例中，附着点因无菌性炎症产生的原有症状，由于挛缩的肌肉变短、变厚，在颈椎后仰位时向深处打皱褶加重了对神经根、交感神经感受器的刺激，使原有症状加重，出现头晕、上肢麻木、刺痛等，在诊断上和椎管内软组织损伤容易混淆，如影像学有明显的颈椎间盘突出、脱出表现，亦很容易诊断为"颈椎间盘突出、脱出症"而采取手术治疗（椎间盘摘除）。

颈椎后仰位引起原发症状加重是选择颈Ⅲ术式的条件之一，但不是绝对条件，尚需结合压痛点、颈椎六个活动检查来确定。

颈椎六个活动检查，是《宣蛰人软组织外科学》提到的用以鉴别椎管内外软组织损伤的临床检查方法，但深层肌的损伤和椎管内的软组织损伤都会出现后仰位的症状加重，此不可不查。

3. 腰部深层肌损伤日久，由于人体的系列补偿调节，会出现颈深层肌的继发损伤，此时应颈腰同治。在少数病例中，会出现原发于颈深层肌损伤而继发腰深层肌损伤出现腰臀腿痛的症状，极易忽略颈椎的问题而造成久治不愈。

4. 操作层面，以下两个问题应注意：①注射麻药及其他药物的问题（见前）。②针刀操作过程中，刀刃始终不离开棘突、关节突、横突的骨面，尤其应注意的是：在棘突的治疗，非必要时不必松解棘间韧带，只在棘突定点和基底部的骨面上操作即可；在 C1 横突治疗中，勿往内侧上、下方斜刺，以免损伤椎动脉；在关节突关节的治疗时，不可深入去切割黄韧带。更不可向

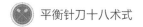

内侧刺入椎板间隙。

5.对眩晕患者,常需结合颈Ⅰ、Ⅱ术式;上肢麻木疼痛患者,常需结合颈Ⅱ、Ⅴ、Ⅵ术式;顽固性病例,常需结合颈Ⅳ、腰臀部术式等。

九、颈Ⅲ术式为主的病例

姓名:罗某某　　　　　性别:男　　　　　年龄:52岁

病案号:P1905040003　　　职业:工人

特殊情况:有较严重的体力劳动史(弯腰低头较多)

初诊时间:2019年5月4日

【主诉】　颈痛、头昏10年,加重伴眩晕1周。

【现病史】　无外伤史,10余年前出现颈痛伴头昏,但无明显眩晕,血压不高。无明显上肢麻木。经药物治疗后有所缓解,但症状反复。近1周来加重,并出现明显天旋地转的眩晕,轻度耳鸣。自诉头部前屈、后仰均加重。未经特殊治疗。无其他伴随症状。

【专科体检】　颈椎生理曲度变浅。颈椎前屈、后伸均引起眩晕加重。

枕骨上项线、枕外隆突、肩胛冈上缘、C2棘突、C1横突、颈椎椎板、关节突压痛。

【辅助检查】　颈椎X线示:颈椎退行变、生理曲度变直。

【传统诊断】

1.颈椎病。

2.眩晕。

【平衡针刀诊断】　颈痛伴眩晕(头颈部软组织损伤):

1.颈深层肌损伤。

2.斜方肌损伤。

3.枕下肌群损伤。

【治疗经过】

共做3次针刀治疗:

2019 年 5 月 4 日：颈 Ⅰ + Ⅱ 术式（视频 5-3-3）。

2019 年 5 月 11 日：颈 Ⅲ 术式为主（视频 5-3-4）。

视频 5-3-3

视频 5-3-4

2019 年 5 月 20 日：巩固治疗。

是否使用麻药及其他药物：无。

【疗效评估】

第一次治疗后，颈痛明显改善，头昏依旧，头前屈时眩晕改善，但后仰时仍眩晕。

第二次治疗后，后仰时眩晕症状明显改善，仍有头昏。

第三次治疗后，以上诸症均明显缓解，3 天后随访，症状消失，近期回访无复发。

针刀操作者：于洋。

【简析】 该患者虽然病程较长（10 年），但既往症状并非眩晕，而是头部昏沉、不清醒、枕后不适感，考虑应为顽固性的枕下肌群损伤为主，本次发作的眩晕，特点之一是后仰位时症状明显加重，结合临床检查，诊断该患者是一个长期枕下肌群损伤后累及深层肌损伤。故针刀治疗采取颈 Ⅰ + Ⅲ 术式。

第一次针刀治疗，以颈 Ⅰ 术式为主，虽然也处理了关节突关节囊，但并不是主要针对深层肌的附着点治疗，只是做了一个减压治疗，故后仰眩晕加重的症状未缓解。

第二次针刀治疗，重点针对深层肌的附着点以及覆盖在椎板的肌腹进行比较彻底的治疗，故而取得了比较好的近远期效果。

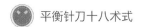

需要说明的是，顽固的深层肌损伤患者，有可能需要多次治疗，且患者症状易反复发作，这与损伤较重、治疗工具的局限性有关。

第四节　颈Ⅳ术式

一、概述

颈Ⅳ术式，全称为"背伸肌群松解术"。采用针刀为工具，针对背伸肌群（主要为8组肌肉）在骨的附着点进行以切割、铲剥等为主要刀法的松解性治疗方案。

二、工具选择

根据患者体型、病情程度以及耐受性，一般选择Ⅰ型4号、刃宽在0.6～1.0mm（常用0.6mm和0.8mm）之平刃针刀。

三、术前准备

（一）常规准备

见前。

（二）适应证

1.头、颈、背疼痛。

2.腰臀腿痛、下肢麻木。

3.胸痛、胸闷、心慌等。

4.乳房痛、乳腺增生、肋软骨炎。

5.胃痉挛、胃胀痛、反酸、便秘、腹泻、肠道易激惹症状。

6.慢性咳嗽、哮喘等呼吸道症状。

7.全身脏腑功能紊乱的内科杂病以及更年期综合征症状。

（三）禁忌证

见前。

四、定点

枕骨上项线，颞骨乳突，项平面，项韧带，颈、胸、腰椎棘突，颈、胸椎横突，骶骨，髂嵴，胸椎关节突及椎板，肋骨等。

体表定点模式图（见图 5-4-1）。

体表定点人体图（见图 5-4-2）。

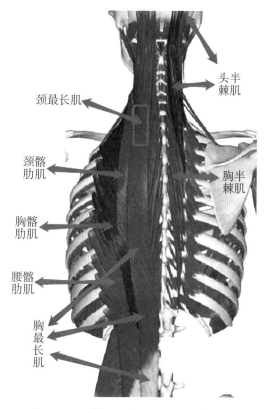

颈最长肌

头半棘肌

颈髂肋肌

胸半棘肌

胸髂肋肌

腰髂肋肌

胸最长肌

图 5-4-1　颈Ⅳ术式体表定点模式图

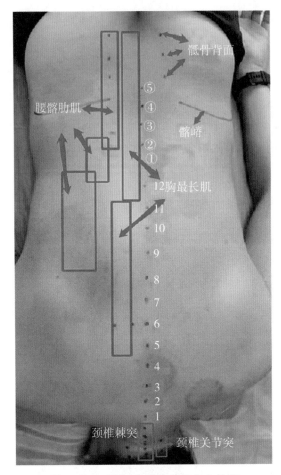

图 5-4-2　颈Ⅳ术式体表定点人体图

五、与操作相关的解剖

（一）头夹肌

见颈Ⅰ术式。

（二）颈夹肌

1. 起点　T3 ～ T6 棘突。

2. 止点　C2 ～ C4 横突的后结节。

3. 作用

（1）双侧收缩时使头颈部后伸。

（2）单侧收缩时，使头颈部向同侧旋转。

4. 血液供应 主动脉的肌支。

5. 神经支配 脊神经的后支。

（三）髂肋肌

为竖脊肌的最外侧列肌群，又分为三个部分，自内上至外下，分别排列着颈髂肋肌、胸髂肋肌、腰髂肋肌。竖脊肌的 3 列肌束，共有一片总肌腱作为起点（此总肌腱与腰背筋膜相互愈合为一，共同起自腰椎棘突、骶骨背面及髂嵴后段）。髂肋肌的肌束，从总肌腱向上行：① 腰髂肋肌越过腰部，向外上，逐次止于下 6 个肋骨角的下缘；② 胸髂肋肌，越过腰及下背部，逐次止于上 6 个肋骨的下缘；③颈髂肋肌，越过上背部，逐次止于 C4～C6 的横突。其作用、血液供应、神经支配均相同。

1. 作用：

（1）双侧收缩时：①后伸脊柱。②维持人体的直立体位。③脊柱屈曲时起稳定作用，对抗腹肌和重力的作用。

（2）单侧收缩时：①使脊柱向同侧侧屈。②使脊柱向同侧旋转。③对抗离心力以维持稳定。

2. 其神经支配和血液供应

（1）神经支配：脊神经的后支。

（2）血液供应：主动脉的肌支。

3. 肌肉附着点

（1）颈髂肋肌：①起点：上 6 个肋骨。②止点：C4～C6 横突。

（2）胸髂肋肌：①起点：下 6 个肋骨的下缘。②止点：上 6 个肋骨的上缘（有时在 C7 的横突）。

（3）腰髂肋肌：①起点：竖脊肌总腱，骶骨，髂嵴，下胸椎和全部腰椎的棘突。②止点：下 6 个肋骨的下缘。

（四）胸长肌

见腰 I 术式。

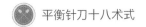

（五）头半棘肌

见颈Ⅰ术式。

（六）颈半棘肌

1. 起点　T1～T6的横突，有时也可延伸至下胸椎。

2. 止点　C2～T5（6）的棘突。

3. 作用

（1）双侧收缩可使脊柱后伸，特别是头颈部。

（2）控制向收缩侧的屈曲（维持离心力的稳定）。

（3）维持头的躯体姿势。

4. 血液供应　主动脉的肌支。

5. 神经支配　脊神经的后支。

（七）多裂肌

见颈Ⅲ术式。

（八）回旋肌

见颈Ⅲ术式。

六、消毒及无菌操作

见前。

七、操作

（一）体位

俯卧位操作，头部探出治疗床，胸部垫枕，使颈部尽量前屈，充分暴露后枕部、颈部、背部，必要时备皮。

（二）操作步骤

严格按照四步进针法操作。

根据病情需要，对两组夹肌（头夹肌、颈夹肌）、两组半棘肌（头半棘肌、颈半棘肌）、两组竖脊肌（髂肋肌、胸长肌）、两组深层肌（多裂肌和回旋肌）在骨的附着点，主要是胸椎的附着点进行治疗。

1. 项韧带及棘突　头夹肌附着在项韧带下部、C3～T3（4）棘突；颈夹肌附着在T3～T6棘突；颈半棘肌附着在C2～T5（6）棘突上；多裂肌附着在棘突，回旋肌附着在棘突的基底部；腰髂肋肌附着在下胸椎和全部腰椎的棘突。

（1）项韧带下部的针刀操作：参考颈Ⅱ术式之"项韧带的针刀治疗"操作部分。

（2）棘突及棘突基底部的治疗，参考颈Ⅲ术式之"棘突的针刀治疗"操作部分。

2. 上项线　头夹肌附着在上项线的外侧。

参考颈Ⅰ术式之"枕骨上项线的针刀治疗"操作部分。

3. 颞骨乳突　头夹肌附着在颞骨乳突。

参考颈Ⅰ术式之"颞骨乳突的针刀治疗"操作部分。

4. 上下项线之间的项平面　头半棘肌附着于此。

参考颈Ⅰ术式之"项平面的针刀治疗"操作部分。

5. 横突　颈夹肌附着在C2～C4横突后结节；头、颈半棘肌附着在T1～T6横突；颈髂肋肌附着在C4～C6横突；胸长肌附着在全部胸椎和上腰椎横突；多裂肌、长短回旋肌附着于胸椎横突。

（1）颈椎横突的治疗，参考颈Ⅲ术式之"颈椎横突的针刀治疗"操作部分、颈Ⅱ术式之"C1～C4横突后结节的针刀治疗"操作部分。

（2）胸椎横突的治疗：

定点：上下棘突连线中点旁开1.5～2cm，视病情选择单侧或者双侧定点。

操作：刀口线和脊柱中线平行，针体垂直于背部的平面进针，刀刃稍向内倾斜，针刀直接到达胸椎横突体，后稍提起针刀，刀刃向外倾斜，沿骨面向外铲剥、松解附着其上的骨骼肌及骨膜，向外到肋横突关节后，沿关节间隙切开3～5刀。

腰椎横突治疗：参考腰Ⅰ术式。

6. 关节突关节　头半棘肌附着在C4～T7关节突上。

（1）颈椎关节突关节囊治疗：参考颈Ⅲ术式之"关节突、关节囊的针刀治疗"操作部分。

（2）胸椎关节突关节囊治疗：定点在胸椎棘突间正中线点水平向外 1cm 左右，其他操作同颈椎。

7. 肋骨 腰髂肋肌附着在下六个肋骨的下缘；胸髂肋肌附着在上六个肋骨的下缘。

操作：针刀刀刃方向与肋骨走形平行，与肋骨皮面成 90° 垂直骨面进针。

到达骨面后，稍提起针刀，沿骨面对肋骨上、下缘附着的上述骨骼肌附着点和骨膜进行切割、铲剥等治疗。

治疗结束后，出针，无菌敷料覆盖。

背部针刀操作需防范意外气胸，只有严格遵守在骨面操作原则，就可以避免。另外，该处操作无血管神经损伤风险，毛细血管出血者，按压 1 ~ 2 分钟。

尸体视频讲解：见视频 5-4-1。

视频 5-4-1

实体操作视频讲解：见视频 5-4-2（上）、5-4-2（中）、5-4-2（下）。

视频 5-4-2（上）

视频 5-4-2（中）

视频 5-4-2（下）

八、术式解

（一）术式来源

本术式来源于《宣蛰人软组织外科学》的"胸椎棘突旁软组织松解术"，并结合自己的针刀临床经验，加以调整。

（二）治疗靶点

部分背伸肌在相应骨的附着点及骨膜。

（三）原理

针刀对骨膜的铲剥、骨骼肌腱端附着部位的切割与松解，可以直接破坏末梢神经、解除或者减轻软组织的痉挛、改善肌挛缩状态，改善局部的微循环，促进无菌性炎症的吸收。缓解和彻底解决局部疼痛如肩背部的局部疼痛症状。

同时，可以改善或解除肌痉挛、肌挛缩导致的向上、下、前的传导征象或者肌痉挛、肌挛缩刺激周围神经、血管、淋巴回流等引起的一系列症状如：胸痛、胸闷、心慌、乳房痛、乳腺增生、肋软骨炎、胃痉挛、胃胀痛、反酸、便秘、腹泻、肠道易激惹症状、慢性咳嗽、哮喘等呼吸道症状以及全身脏腑功能紊乱的内科杂病以及更年期综合征症状等。

少数病例因背伸肌群损伤向下传导导致腰臀下肢痛病例，在临床上亦可见到。

（四）延展

1. 背伸肌群损伤，多见于背痛、颈肩疼痛、头痛、头晕患者中，在内科杂病的治疗上（如胸闷、心慌、出汗、烦躁等），日益受到重视，亦可见于部分顽固性腰腿痛患者中。

该肌群的损伤，有因久坐后背肌紧张导致的无菌性炎症的原发性损伤，也有因久坐后腰臀部、大腿根部软组织损伤的向上传导痛和后期的系列补偿调节的继发性损伤，临床上应注意原发损伤区域的检查。

2. 背部的肌肉较多，我们列举的是常见的易损伤部位以及易引起症状的肌群。针刀操作以在颈背部的损伤点为主。骶骨、髂嵴、腰椎的附着点本术式不作为重点操作，可以以其他术式的操作为参考。但是如果在体检时，骶骨、髂嵴、腰椎的附着点有明显的压痛，亦应同时处理。

3. 临床上遇到顽固性腰腿痛患者，在常规处理腰部、臀部、大腿根部的损伤之软组织不效的情况下，应注意是否有背伸肌群的损伤。通常在叩击背伸肌群，尤其是胸长肌分布区域时，可以引起或者诱发原本的腰腿痛症状加重。这一点可作为背伸肌群损伤性腰腿痛的诊断标准之一。

4. 有内科杂病，胸闷、心慌、出汗、烦躁等部分更年期症状的患者中，相当一部分并没有脏器的实质性病变。此类问题既往多在"脊柱相关疾病"中进行讨论，通常认为卡压、牵拉为致病因素，即：小关节错位或紊乱造成对内脏植物神经的刺激、压迫、牵拉，使神经所支配的脏器发生的功能紊乱，从而发生一系列的全身症状。平衡针刀，只处理损伤的软组织，不用手法去调整"错位、紊乱"，就可以取得明确的近远期临床疗效。这可能是因为症状的出现是软组织损伤的结果，一方面有牵拉和刺激神经的病理机制，另一方面还有向前的传导引起的不适感。

除了引起上述的症状，还可能向前传导引起胸痛，临床上容易被诊断为"肋软骨炎、乳腺增生"久治不愈，实为背伸肌群损伤的传导痛，如果传导日久，其在肋软骨或者腺体局部压痛甚为明显，此时虽应前后同治，但很容易忽略原发损伤点的问题。

5. 背伸肌群损伤引起的杂病症状、前胸痛，往往合并冈下三肌的损伤，故常与颈Ⅵ术式同时使用。

6. 操作层面，背部的操作应谨防气胸的发生。除了要求我们对解剖有精准的掌握外，还一定不能盲目自信。针刀应紧贴骨面操作。过瘦、就诊时已有胸闷、胸痛的患者应拍片检查，排除自发性气胸的可能。

九、颈Ⅳ术式为主的病例：

姓名：吴某某　　　　　　　性别：男　　　　　　年龄：28岁

病案号：P1911110004　　　职业：装修工人

特殊情况：工作时需长久站立

初诊时间：2019 年 11 月 11 日

【主诉】 腰及右下肢疼痛 3 年。

【现病史】 无外伤史。自述因工作时需长久站立，并举托重物，常感腰酸背痛。3 年前无明显诱因出现腰痛，伴右下肢后侧疼痛（未过膝关节）。口服中西药物疗效不明显，后医院检查诊断为：腰椎间盘突出症。经牵引、针灸治疗，症状有缓解，但不能维持疗效。症状反复发作，尤其在坐久后（3 分钟左右）腰痛明显，需站起来活动才可以缓解。遂来诊。余未诉其他不适。

【专科体检】 脊柱轻度侧弯（凸向左侧）。腰椎生理曲度变浅。胸、腰椎椎旁叩击痛（传导至腰骶部），双侧第 6～9 胸椎关节突压痛。双 L3、L4 横突，髂嵴轻压痛，髂翼外三肌压痛不明显。"4"字试验（-）。双下肢直腿抬高试验（-）。直腿弯腰指地，距地面 60cm（+），后仰试验未诱发腰骶痛。无肌肉萎缩，肌力可。

【辅助检查】

1.腰 3/4 椎间盘膨出，腰 4/5 椎间盘脱出，腰 5/ 骶 1 椎间盘后突出。

2.腰 4/5 椎体终板炎。

【传统诊断】

1.腰椎间盘突（脱）出症

2.腰椎终板炎。

【平衡针刀诊断】 腰腿痛（腰臀背肌损伤）。

1.骶棘肌损伤。

2.背伸肌群损伤。

【治疗经过】

共做 1 次针刀治疗：

2019 年 11 月 11 日：颈Ⅳ术式＋腰Ⅰ术式＋腰Ⅱ术式。（视频 5-4-3、视频 5-4-4）。

是否使用麻药及其他药物：无。

视频 5-4-3

视频 5-4-4

【疗效评估】

第一次治疗后，现场检验：可以坐位保持 5 分钟以上，无明显不适。

治疗后 1 周复诊，症状消失，无反复。嘱其注意日常保健，不适随诊。

近期随访无复发。

针刀操作者：于洋。

【简析】该患者虽为明显的腰腿痛，主要症状是不能坐以及下肢后侧疼痛，但在其坐骨结节、臀部并未找到明确压痛点。患者的临床体征与影像学也不相符合。在体检时，叩击背部棘突两侧，患者有明显的腰和下肢传导痛，诱发原有症状加重，其压痛点主要是背伸肌群在胸椎的附着点、竖脊肌在髂后上棘内上缘、腰椎横突附着点，故考虑以竖脊肌损伤为主，与患者工作状态有一定关系。治疗结果也证明，本例患者为一典型的与背伸肌群损伤相关的腰腿痛。

该患者治疗一次，症状消除至今达三年之久（目前尚未复发），一方面说明诊断治疗正确，另一方面，可能与患者骨骼肌损伤不严重，只是处于肌痉挛而未达到肌挛缩状态、治疗后比较注重锻炼有关。这种情况并不多见。大部分患者需要 3～5 次治疗。

除背伸肌群在胸椎的压痛点外，该患者在腰椎横突、髂后上棘内侧缘有明确压痛，仍考虑以竖脊肌损伤为主，一并处理。

第五节　颈Ⅴ术式

一、概述

颈Ⅴ术式，全称为"锁骨上窝软组织松解术"。采用针刀为工具，针对锁骨上窝的软组织（主要指胸锁乳突肌和前斜角肌）在骨的附着点及骨膜进行以切割、铲剥等为主要刀法的松解性治疗方案。

二、工具选择

根据患者体型、病情程度以及耐受性，一般选择 I 型 4 号、刃宽在 0.6 ～ 1.0mm（常用 0.6mm 和 0.8mm）之平刃针刀。

三、术前准备

（一）常规准备

见前。

（二）适应证

1. 单侧上肢麻木、疼痛、无力。

2. 单侧上肢皮肤怕冷、颜色发白，脉搏减弱等。

3. 眩晕，与颈椎旋转有关；或眩晕偏向一侧时加重。

4. 偏头痛、胸大肌痛、乳房痛、胸闷、腹壁甚至大腿内侧痛及抽搐感、抽调、腹壁条索物。

5. 颈侧面疼痛、耳后痛、下颌关节痛、面部肌肉抽搐、咽部不适、压痛、侧面面痛以及类似"三叉神经痛"的症状。

6. 以上症状，可能在向患侧屈颈时加重。

7. 颈椎旋转、侧屈受限或引起症状加重。

8. 其他疾病或者症状在该处有压痛者（如呼吸不畅、呃逆等）。

（三）禁忌证

见前。

四、定点

胸骨柄、胸骨颈切迹、锁骨内侧、C3 ～ C6 横突的前结节、第 1 肋骨的斜角肌结节。

体表定点模式图（图 5-5-1）。

体表定点人体图（图 5-5-2）。

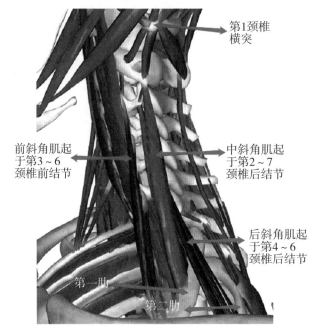

第1颈椎
横突

前斜角肌起
于第3~6
颈椎前结节

中斜角肌起
于第2~7
颈椎后结节

后斜角肌起
于第4~6
颈椎后结节

第一肋

第二肋

图 5-5-1　颈 V 术式体表定点模式图

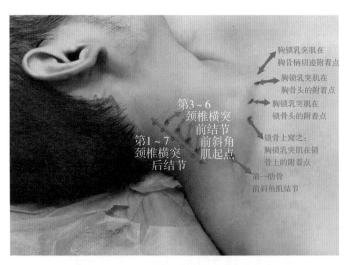

胸锁乳突肌在
胸骨柄切迹附着点

胸锁乳突肌在
胸骨头的附着点

胸锁乳突肌在
锁骨头的附着点

锁骨上窝之：
胸锁乳突肌在锁
骨上的附着点

第一肋骨
前斜角肌结节

第3~6
颈椎横突
前结节
前斜角
肌起点

第1~7
颈椎横突
后结节

图 5-5-2　颈 V 术式体表定点人体图

五、与操作相关的解剖

（一）胸锁乳突肌

见颈 I 术式。

（二）前斜角肌

1. 起点　起于 C3 ～ C6 横突的前结节。

2. 止点　第 1 肋骨的斜角肌结节。

3. 作用

（1）如果固定横突：可上提肋骨，协助呼吸。

（2）如果固定肋骨：①使面转向对侧。②使颈转向同侧。③左右侧屈颈部。

4. 血液供应　甲状腺下动脉。

5. 神经支配　C5 ～ C7 颈神经前支。

六、消毒及无菌操作

见前。

七、操作

（一）体位

仰卧位操作，项部垫薄枕，头稍后仰，转向健侧，尽量伸展开颈部皮肤。

（二）操作步骤

严格按照四步进针法操作。

按病情需要，对胸锁乳突肌、前斜角肌在胸骨柄、胸骨颈切迹、锁骨内侧、第 1 肋骨的斜角肌结节、C3 ～ C6 横突的前结节的附着点以及骨膜进行松解性治疗：

1. 胸骨柄和胸骨颈切迹　在胸骨柄压痛点、胸骨颈切迹侧面压痛点各定一点。

（1）胸骨柄：针刀刀刃与前正中线平行，刀体与皮面垂直成90°垂直刺入，快速破皮，缓慢进针，直达骨面，无需分层治疗。到达骨面后，稍提起针刀，对附着其上的胸锁乳突肌附着点进行切割、松解，必要时对其下的骨膜进行铲剥治疗。

（2）胸骨颈切迹：针刀刀刃与前正中线平行，刀体与外侧皮面成120°，刀刃向外侧倾斜刺入，快速破皮，缓慢进针，直达骨面，无需分层治疗。到达骨面后，稍提起针刀，对附着其上的胸锁乳突肌附着点进行切割、松解，必要时对其下的骨膜进行铲剥治疗。

2. 锁骨内侧份　针刀刀刃与锁骨走行一致，与皮面成90°垂直刺入，快速破皮，缓慢进针，直达骨面，无需分层治疗。到达骨面后，稍提起针刀，对附着其上的胸锁乳突肌附着点进行切割、松解，必要时对其下的骨膜进行铲剥治疗。

3. 第1肋骨的斜角肌结节　在锁骨中段偏外侧的锁骨上窝定点。术者先用押手（左手）拇指或者食指寻找第1肋骨的骨面，沿骨面寻找有凸起处，即为斜角肌结节。此时稍用力按压，患者即有明显的上肢麻木感。押手不动，右手持针刀，针刀刀刃与前正中线平行，刀体与第1肋骨皮面垂直成90°垂直刺入，快速破皮，缓慢进针，直达骨面，无需分层治疗。到达骨面后，稍提起针刀，对附着其上的斜角肌附着点进行切割、松解，必要时对其下的骨膜进行铲剥治疗。

4. C3～C6横突的前结节　参考颈Ⅲ术式之"横突后结节的针刀治疗"操作部分，沿横突后结节水平方向，向前触摸到的骨突，即为前结节，其他操作相同。

治疗结束后，出针，无菌敷料覆盖。

颈部针刀操作需谨慎，严格遵守操作原则，无血管神经损伤及气胸风险。毛细血管出血者，按压1～2分钟。

尸体视频讲解：见视频5-5-1。

实体操作视频讲解：见视频5-5-2（上）、5-5-2（下）。

视频 5-5-1

视频 5-5-2（上）

视频 5-5-2（下）

八、术式解

（一）术式来源

本术式来源于《宣蛰人软组织外科学》的"锁骨上窝软组织松解术"，并结合针刀临床实践经验。

（二）治疗靶点

胸锁乳突肌、前斜角肌在锁骨上窝、颈椎等相应骨的附着点及骨膜。

（三）原理

针刀对骨膜的铲剥、骨骼肌腱端附着部位的切割与松解，可以直接破坏末梢神经、解除或者减轻软组织的痉挛、改善肌挛缩状态，改善局部的微循环，促进无菌性炎症的吸收。缓解和彻底解决局部疼痛症状。同时，可以改善或解除肌痉挛、肌挛缩导致的向上、下、前的传导征象或者肌痉挛、肌挛缩刺激周围神经、血管、淋巴回流等引起的一系列症状，如眩晕、上肢麻木、疼痛及其他部位的疼痛与非疼痛临床征象（见适应证）。

（四）延展

1. 颈Ⅴ术式涉及的肌肉有 2 组，在"颈椎病"的治疗中，容易被忽略。但实际上，因此两组肌肉损伤引起的症状并不少见，或者同时和其他肌群损伤并存。故本术式为治疗颈椎病相关症状的常用术式之一。

2. 在有"眩晕"症状的患者中，我们通常处理后侧（项部）的肌群即可取得满意的疗效。但部分患者同时并存或者更主要的是因为锁骨上窝的软组织损伤造成的（主要是胸锁乳突肌）。临床上，对于一些眩晕的患者，往往处理胸锁乳突肌在锁骨上窝的附着点即可获效。

3. 在临床上，以上肢麻木、疼痛为主的患者，通常被诊断为"神经根型颈椎病"，除了针对神经根出口的治疗外，还有以下几个位置的治疗需要引起重视：①颈根部、肩周的软组织；②肩胛骨（冈下三肌附着点）；③ C5 ～ C7、T6 ～ T7 棘突附着的软组织；④肩胛骨上角；⑤锁骨上窝附着的软组织。

以上五个区域的损伤的软组织附着点的治疗，是《宣蛰人软组织外科学》里面提到的治疗"神经根型颈椎病"经常选用的区域，经过平衡针刀临床操作，确实行之有效。我们分别在不同的术式中予以讨论。而对于"颈神经根鞘膜外脂肪结缔组织无菌性炎症"这一病因，其实比较罕见。

4. 从胸锁乳突肌和前斜角肌的附着点、走行和区域看，锁骨上窝软组织损伤，除局部痛以外，严重病例可向上传导引起颞部痛、乳突痛、偏头痛、胸大肌痛、乳房痛、胸闷、腹壁甚至大腿内侧痛及抽搐感、抽调、腹壁条索物（胸锁乳突肌损伤）。前斜角肌附着点的损伤可以引起颈根外前方疼痛、神经血管症状；向前传导引起胸锁关节痛、咽部不适；向外向上传导引起面部不适、偏头痛、牙痛、以及类似"三叉神经痛"的鼻、耳、口等症状；向下传导引起胸痛、腹壁及大腿内侧症状等。

5. 前斜角肌的痉挛或者挛缩可以引起臂丛神经、血管、膈神经受刺激的相应症状。尤其在前斜角肌挛缩的病例中，向患侧屈颈时，由于变性、增厚、挛缩的斜角肌对无菌性炎症的刺激加重，会导致原发症状加重，这也是前斜角肌损伤的诊断依据之一。但应明确的是，某个体位诱发症状加重说明周围有无菌性炎症，单纯的机械压迫不是致病因素，而骨骼肌附着处的无菌性炎症才是真正的病因，所以我们治疗的靶点是骨骼肌的附着点，而不是肌腹。

6. 在操作层面，最主要是要防范气胸的发生。尤其在第 1 肋骨前斜角肌结节的治疗，一定要遵循两个原则：（1）在锁骨的外侧半进针；（2）针刀一定要落在骨面上。在颈椎横突前结节的治疗中，在定点后，押手（左手）要推开周围的软组织才不会损伤颈动脉、气管、甲状腺等组织。

九、颈V术式为主的病例

姓名：钟某某　　　　　性别：男　　　　　年龄：72岁

病案号：P1902270003　　职业：退休　　　　特殊爱好：无

初诊时间：2019年2月27日

【主诉】　头晕反复发作1余年，加重1个月。

【现病史】　无外伤史，1年前始发头晕，严重时天旋地转，伴恶心呕吐，每次发作经输液治疗可以缓解。近1个月无明显诱因出现上述症状反复频繁发作。发作时，感眩晕，继而恶心、呕吐、耳鸣等。严重时天旋地转，需到医院急诊处理，经输液治疗缓解。为求稳定疗效，今来诊。患者发病以来，无发热等症状。

【专科体检】　颈椎生理曲度稍变浅，颈部肌肉无强直，无明显肌紧张。斜方肌在枕骨上项线、颈椎棘突附着点压痛；枕下肌群在枕骨下项线附着点压痛；锁骨上窝软组织附着点压痛，颈椎六个活动未诱发明显眩晕。

【辅助检查】　头部CT提示：陈旧性脑梗死、轻度脑萎缩。

颈椎五位片提示：颈椎骨质增生等。

【传统诊断】

1.眩晕；

2.美尼尔综合症；

3.颈椎病（椎动脉型）。

【平衡针刀诊断】　眩晕：

1.锁骨上窝软组织损伤。

2.斜方肌损伤。

3.枕下肌群损伤。

前三次治疗：分别对枕下肌群、斜方肌的附着点进行针刀治疗。

本次针刀治疗：颈V术式。（2019年3月20日）（视频5-5-3，视频5-5-4）

视频 5-5-3

视频 5-5-4

是否使用麻药及其他药物：无。

【疗效评估】

前三次治疗后，眩晕发作频率、发作时的程度均明显改善，但仍有眩晕，尤以颈椎侧屈时明显，查其锁骨上窝软组织附着点明显压痛，第四次治疗以颈 V 式为主，取得了明确而且稳定的远期疗效。后期随访，无明显发作。

针刀操作者：于洋。

【简析】

1. 该患者前三次治疗按照既往常规思路，以处理枕下肌群、斜方肌、深层肌群附着点为主，有效但始终无法彻底解决症状。

2. 考虑到患者发作时伴有恶心、呕吐等症状，应该与膈神经受刺激有关，且锁骨上窝压痛明显，第四次治疗以斜角肌治疗为主，取得明显效果。

3. 患者年纪偏大，需考虑身体因素，且该类患者的症状来源于软组织损伤，手法复位不作为必须治疗手段，故未做手法治疗。

第六节　颈Ⅵ术式

一、概述

颈Ⅵ术式，全称为"冈下三肌肩胛骨附着点松解术"，简称为"冈下三肌松解术"。采用针刀为工具，针对冈下三肌（冈下肌、小圆肌、大圆肌）在肩胛骨附着区域的损伤点及骨膜进行以切割、铲剥等为主要刀法的松解性治疗方案。

二、工具选择

根据患者体型、病情程度以及耐受性，一般选择Ⅰ型4号、刃宽在0.6～1.0mm（常用0.6mm、0.8mm）之平刃针刀。

三、术前准备

（一）常规准备

见前。

（二）适应证

1. 肩胛骨背面（尤其是肩胛冈以下区域）酸痛不舒适感、活动时弹响。

2. 肩痛类疾患如肩袖损伤、肩峰撞击综合征、冻结肩等。

3. 单侧上肢麻木、无力、酸沉感。

4. 可向肩前传导出现肩前疼痛症状，易被误诊为"肱二头肌腱鞘炎、喙突炎等"。

5. 向肘、腕部传导，可以出现肘关节内外侧疼痛、腕关节疼痛，易被误诊为"肱骨内、外上髁炎，腕关节关节软骨板损伤"。

6. 单侧手指晨僵感甚至手指活动受限，易被误诊为"类风湿性关节炎、腱鞘炎"。

7. 单独向前传导或和背伸肌群损伤一起向前传导，引起心悸、早搏、胸闷、胸痛、呼吸不畅等症状。

8. 膝关节疼痛（多见于下蹲时疼痛，但平卧位检查时屈膝无疼痛患者）、膝关节肿胀（滑膜炎）。

9. 其他疾病或者症状在该处有压痛者。

（三）禁忌证

见前。

四、定点

肩胛骨、肩胛冈、冈下窝、肩胛骨外侧缘。

体表定点模式图（图5-6-1）。

体表定点人体图（图5-6-2）。

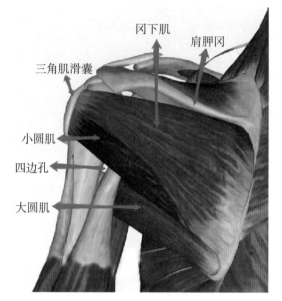

图5-6-1 颈Ⅵ术式体表定点模式图

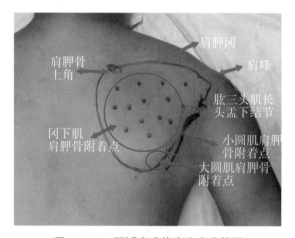

图5-6-2 颈Ⅵ术式体表定点人体图

四、与操作相关的解剖

（一）冈下肌

1. 起点 冈下窝。

2. 止点 肱骨大结节的后部。

3. 作用

（1）使肱骨外旋。

（2）稳定盂肱关节。

4. 血液供应

（1）肩胛上动脉。

（2）旋肩胛动脉。

5. 神经支配 肩胛上神经（C5～C6）。

（二）小圆肌

1. 起点 起于肩胛骨外侧缘的中部。

2. 止点 肱骨大结节的后下部。

3. 作用

（1）外旋肱骨。

（2）稳定关节。

4. 血液供应 旋肩胛动脉。

5. 神经支配 腋神经（C5～C6）。

（三）大圆肌

1. 起点 肩胛骨外侧缘的下部。

2. 止点 肱骨小结节嵴（背阔肌附着点的内侧）。

3. 作用

（1）协助内收上臂。

（2）协助内旋上臂。

（3）协助处于屈曲位的上臂后伸。

4. 血液供应 胸背动脉。

5. 神经支配 肩胛上神经（C5～C6）。

五、消毒及无菌操作

见前。

六、操作

（一）体位

俯卧位操作，患肩尽量前屈、外展。

（二）操作步骤

严格按照四步进针法操作。

按病情需要，对冈下肌、小圆肌、大圆肌在肩胛骨的附着点以及骨膜进行松解性治疗。

1. 冈下肌在冈下窝的附着点　按照体检中查得的压痛点定点，尽量做到不遗漏，根据患者的耐受度，一次性操作或者分次完成。

针刀刀刃与前正中线平行，刀体与皮面垂直成90°垂直刺入，快速破皮，缓慢进针，直达骨面，无需分层治疗。到达骨面后，稍提起针刀，对附着其上的冈下肌附着点进行切割、铲剥、松解，必要时对其下的骨膜进行铲剥治疗。

2. 小圆肌、大圆肌在肩胛骨外侧缘的附着点　分别在小圆肌和大圆肌两组肌肉肩胛骨外侧缘寻得压痛点，用左手拇指按压在肩胛骨外侧缘的骨缘，针刀刀刃与肩胛骨外侧缘骨面平行，刀体与皮面成90°垂直刺入，快速破皮，缓慢进针，直达骨面，无需分层治疗。到达骨面后，稍提起针刀，对附着其上的相关肌肉附着点进行切割、松解，必要时对其下的骨膜进行铲剥治疗。

治疗结束后，出针，无菌敷料覆盖。

此处操作，严格按照骨面及四步安全操作法，无血管神经损伤及气胸风险。但应注意不可粗暴操作，无使用骨针刀操作之必要，如粗暴操作，有可能刺破薄弱之肩胛骨，造成误损伤。亦有报导有先天肩胛骨部分缺如患者，应注意防范。毛细血管出血者，按压1～2分钟。

尸体视频讲解：见视频5-6-1。

实体操作视频讲解：见视频5-6-2（上）、5-6-2（下）。

视频 5-6-1

视频 5-6-2（上）

视频 5-6-2（下）

八、术式解

（一）术式来源

颈Ⅵ术式来源于宣蛰人软组织外科学的"肩胛骨软组织松解术"，并结合自己的针刀临床经验。

（二）治疗靶点

冈下肌、小圆肌、大圆肌在肩胛骨的附着点以及骨膜。

（三）原理

针刀对骨膜的铲剥、骨骼肌腱端附着部位的切割与松解，可以直接破坏末梢神经、解除或者减轻软组织的痉挛、改善肌挛缩状态，改善局部的微循环，促进无菌性炎症的吸收。缓解和彻底解决局部疼痛症状。同时，可以改善或解除肌痉挛、肌挛缩导致的向上肢远端、前部（胸前、肩前）的传导征象或者肌痉挛、肌挛缩刺激周围神经、血管、淋巴回流等引起的一系列症状，如上肢麻木、疼痛、无力及其他部位的疼痛与非疼痛临床征象（见适应证）。

少数病例还可向下传导继发髂翼外三肌损伤引起膝关节症状（见适应证）。

（四）延展

1. 颈Ⅵ术式涉及的肌肉有 3 组，均附着在肩胛骨背面，与神经根的位置相去甚远。但在临床上，很多被诊断为"神经根型颈椎病"的患者，只处理该区域，即可获得满意的近远期疗效，而按照常规去处理颈椎反而无效。故该处的治疗，应该受到应有的重视。

2. 颈Ⅵ术式涉及损伤肌肉群引起的症状，主要分为：局部症状，向上肢的传导症状，向胸前、肩前的传导症状以及对肩关节活动度的影响，极少数病例会向下传导引起髂翼外三肌的问题继而引发下肢症状。具体是原发损伤还是继发损伤，需要结合患者的年龄、性别、生活工作习惯，有无局部外伤和治疗史综合判断。

3. 例如一个肩前痛的患者，患者指出的痛点是肱二头肌长头腱鞘，伴有肩关节活动障碍、疼痛弧等，但患者没有局部明确的外伤史，在其他治疗机构对局部进行了诸如封闭、针刺等治疗无效。此时我们要考虑这个疼痛点可能是继发损伤点，如果在冈下三肌位置寻得敏感压痛点，可以尝试性进行强刺激手法。临床证实，大多数病例会取得明确的即时效果，此时我们应该针对原发损伤点做着重的处理。至于肩前的痛点是否需要治疗同样需要观察，如本次针对冈下三肌的治疗结束后，其肩前疼痛日渐减轻，说明其肩前的疼痛只是传导的疼痛感，局部并未形成继发损伤点，可以不对其肩前处理。但如果肩前疼痛症状反复发作，说明局部已形成顽固性继发损伤点，需要一并处理。

4. 再比如一名患者有明确的肩前外伤史，如拉伤等，可直接针对局部处理，如果处理后仍有残余症状，则需考虑其原本即有冈下三肌的损伤，本次发作为前后同病，需要继续检查，以免漏诊。

5. 对于胸前以及乳房处的疼痛症状以及心慌、心率（心律）改变的患者，需要首先排除胸前的局部病变如乳腺疾患、心脏病、带状疱疹等，以免误诊。

6. 在一部分更年期的患者中，由于激素水平的紊乱，患者会出现多个手指的晨僵、活动障碍、肿胀，易误诊为"腱鞘炎、类风湿性关节炎、变形性关节炎"，该类患者（手指）局部针刀治疗是无效的，部分患者使用激素或者中药内服外用治疗有效。还有一部分患者反复发作，实则是激素水平紊乱、冈下三肌损伤的传导痛和局部问题同时存在，需要一并处理。

7. 如何判断寻得的压痛点是原发损伤还是继发损伤点？如上已述，需要综合考虑。通过"同时按压原发损伤点和患者描述的痛点，来观察患者描述的痛点是否有减轻"这一方法来判断原发损伤点与继发损伤点的关系。理论上方法是可行的，但实际操作中，患者描述未必准确，诊断会有误差，因此需要综合判断。

8. 在"肩周炎、冻结肩"的诊疗中，冈下三肌的损伤贯穿了该类疾患的全程，只是不同阶段的治疗重点有所不同。尤其是在肩痛的早期，如果对肩周局部过度处理及使用粗暴的手法、不恰当地锻炼，会明显加重病情，很快由单纯的肩痛演变为"冻结肩"并延长疾病的疗程，应引起临床医生的重视。

九、颈Ⅵ术式为主的病例

病例 1

姓名：林某某　　　　　性别：女　　　　　年龄：36 岁
病案号：P1910240003　　职业：个体商户　　特殊爱好：无
初诊时间：2019 年 10 月 24 日

【主诉】　右上肢麻木两年，加重 2 个月。

【现病史】　无外伤史，自述 2 年前生育第三胎后出现右手麻木，上肢下垂时加重。症状时轻时重，未做特殊处理。2 个月前无明显诱因症状加重，并偶有右手无力，尤以勾手指动作明显，以中指为甚。经物理治疗、针刺、口服中药效果不显。遂来诊。

另诉，同一时间出现尾骨痛，久坐后（半小时）加重，无腰痛及下肢疼痛。未做特殊处理。

【专科体检】　颈椎生理曲度变浅，颈椎右侧后关节压痛，右锁骨上窝压痛，右冈下三肌在肩胛骨面附着处压痛，颈椎后伸诱发症状加重。

腰椎生理曲度变浅，双骶骨正中崎压痛，双臀大肌在髂后上棘外侧、骶骨面的附着点压痛。

【辅助检查】　外院 X 线拍片提示颈、腰椎椎间盘突出。

【传统诊断】

1. 颈椎病；

2. 尾骨痛。

【平衡针刀诊断】

1. 冈下三肌损伤;

2. 臀大肌损伤;

3. 锁骨上窝软组织损伤;

4. 颈深层肌损伤。

【治疗经过】

患者于 2019 年 10 月 24 日、10 月 31 日分别接受 2 次针刀治疗。

10 月 24 日: 颈Ⅵ + 颈Ⅲ + 左臀Ⅱ术式（视频 5-6-3）。

10 月 31 日: 颈Ⅵ + 右臀Ⅱ术式（视频 5-6-4）。

是否使用麻药及其他药物: 无。

视频 5-6-3

视频 5-6-4

【疗效评估】

第一次治疗后, 症状均缓解, 但仍有疼痛。自诉尾骨偏左侧疼痛基本消失, 感右侧疼痛; 第二次治疗 10 天后, 患者来诊, 症状缓解 7 成左右, 但诉意外怀孕, 治疗终止。近期患者介绍他人来诊, 电话回访, 上述症状消失, 怀孕期间未出现症状反复。因再次怀孕, 未进一步处理。

针刀操作者: 于洋。

【简析】

患者症状不多, 但损伤的肌肉群较多, 按照诊疗计划先处理主要矛盾（冈下三肌损伤及臀大肌损伤）, 后因意外怀孕未处理其他问题（如锁骨上窝及颈深层肌的继续处理）, 但患者的远期疗效满意。

第一次处理完冈下三肌后, 虽有疗效, 但不满意, 应该是治疗不彻底,主要是体位展开不充分；第二次治疗，按照要求将上臂前屈，充分暴露小圆肌、大圆肌，治疗彻底，效果明显。

病例 2

姓名：张某某　　　　　性别：女　　　　　年龄：48 岁

职业：家庭主妇　　　　特殊爱好：无

初诊时间：2022 年 2 月 27 日

【主诉】　膝关节疼痛 3 个月，加重 7 天。

【现病史】　无外伤史，自诉 3 个月前无明显诱因出现右膝关节疼痛，在下蹲后起身明显困难，走平路、休息时无症状，上下楼时轻度不适，但不影响正常生活。未做治疗。

患者无其他主诉不适。

【专科体检】　膝关节无明显肿胀，无明显压痛，站立位膝关节下蹲后起身明显困难，需要左手扶小方凳才可起身，仰卧位膝关节屈伸完全正常，髋踝关节功能正常，腰部自述无明显疼痛，右侧髂后上棘内侧唇有压痛。右侧冈下窝有明显肌性隆起，触摸有条索硬结，压痛明显，脊柱有轻微侧弯，弧度凸向右侧。

【辅助检查】　右膝 X 线摄片提示，无明显异常，髋关节无明显异常，腰椎未查。

【传统诊断】　右膝痛疼痛查因。

【平衡针刀诊断】　膝痛：

1. 右冈下肌损伤。

2. 右骶棘肌损伤。

【治疗经过】

共做 2 次针刀治疗：

2022 年 2 月 27 日：颈Ⅵ术式（冈下窝）。

视频 5-6-5（治疗前），5-6-5（治疗中），5-6-5（治疗后）。

视频 5-6-5
（治疗前）

视频 5-6-5
（治疗中）

视频 5-6-5
（治疗后）

2022 年 3 月 5 日：腰Ⅱ术式。

【是否使用过麻药及其他药物】 单纯使用麻药，未使用其他药物。

【疗效评估】

第一次冈下窝治疗后，右膝下蹲后起身明显改善，可独立起身不需要再用左手扶小方凳。

第二次骶棘肌治疗后，疗效得到进一步巩固，20 天后（3 月 25 日）随访，症状未复发。

病例提供及针刀操作者：邓遥行。

【简析】 该患者病程短，无外伤史，无明显诱因，最明显特点是站立位下蹲后起身引发膝痛，仰卧位则没有，膝关节本身无明显压痛等阳性体征。

个人认为病因是：冈下肌挛缩病变引发肱骨外旋，背阔肌发生拮抗导致持续紧张并诱发胸腰段脊柱侧弯，胸腰段椎间孔的结构发生改变刺激腰丛神经传导障碍导致股四头肌无力。

（以上病例为基层患者，条件所限，未设置病案号）

参考文献

[1] 朱汉章 . 针刀医学原理 [M]. 北京：人民卫生出版社，2002.

[2] 宣蛰人 . 宣蛰人软组织外科学 [M]. 上海：文汇出版社，2003.

[3] 崔秀芳 . 针刀医学 [M]. 北京：科学出版社，2009.

[4] 李义凯 . 汉英人体骨骼肌解剖图谱 [M]. 新加坡：玲子传媒出版社，2020.

[5] 王文德 . 针刀治疗颈椎病 [M]. 北京：人民卫生出版社，2008.

后记

从事几十年的临床工作，我有很多感受与收获，又有很多感慨和无奈。在临床的摸爬滚打，治病救人的过程中，我越来越感受到理想与现实、学术化与商业化之间的矛盾，冲突与抉择的艰难。

比如软组织损伤导致的疼痛类疾病的治疗，其核心理论和技术并不复杂，换句话说，真正起效的治疗方案可能很单一和简化。但是在其他各种因素的干扰下（患者的心理，感受度、满意度，对一种方法的认识度和接受度，不同专业医生的认可度，某些"权威信息"对患者的影响等），增加了疼痛治疗的难度，使治疗程序更复杂，关键是疗效并未因程序的复杂而提高。

慢性软组织损伤性疾病，按照软组织外科学理论分为椎管内、椎管外、椎管内外混合型。临床上大部分的疾病为椎管外损伤，这一大类患者通过传统的各种放松痉挛的原理来治疗，大部分会取得明显的镇痛效果，对于附着点软组织损伤来说，即使不能根治，但因其有明确的短期效果也为医患所广泛接受，但究其机理者少，关注疗效者众。

从平衡针刀的理念看，以上的致病理论是完全可以接受的。对于临床表现相同的痛症患者来说，椎管内、外软组织损伤不同的病理机制，其疗效和预后有很大差异。对于颅内与颅外两种病理改变导致的极其相似的临床症状（如三叉神经痛）来说，外治法的疗效同样有很大的差别。对于疼痛以外的全身性疾病来说，针对软组织的外治法治疗同样有效，只不过个体差异很大，很多情况下，单一方法并不能奏效。至于内脏疾病，除了软组织损伤长期传导这一原发因素外，如果不重视内脏本身的病变，也会使临床治疗工作陷入困境。如此种种，仍需我们继续努力。

我们应该在理念上清晰理解疾病本质，而不是只专注于怎样去操作平衡针刀。

　　当这本书完稿的一刹那，心中有几许惶恐。一恐自己见识不及，贻误后学；二恐言不达意，误导学员；三恐同道不能正解本书含义。如是，则过大于功。我已注册电子邮箱 365086652@qq.com，盼与同道共磋之，诚意学术交流者可以发邮件给我，必回复。如有精力，盼后能再撰写《诊断篇》《疾病论》，以图详尽说明。

于　洋

2022 年于深圳